"科技是人类进步的正道,我们要走正道!"这是我自己科普栏目的口号,我想把它赠给周项记者。科普与科研是相辅相成的,掌握科学知识的人越多,为科学奋斗的人越多,也就能越好推动科技向前发展。科技如此,健康科学同样如此。

——袁岚峰,中国科学技术大学合肥微尺度物质科学国家研究中心副研究员。你是不是看过他的《科技袁人》栏目?

我们都是普通青年,这本书里提到的"坑"估计大家都或多或少踩过。这本指南用科学严谨的方式指明了避坑的方向,更重要的是,还能让你读得下去、读起来不累、一读就停不下来。

——代天医,果壳网医学编辑,经常在微博上带大家运动,等你一起秀身材啊!

周项兄的这本书满足了我长久以来的一个愿望:拥有一本靠谱的健康指南科普书。

首先说"靠谱"。不少人获得健康知识多是靠道听途说,或者是亲朋好友耳提面命,只说是照着做就能对身体好。但是为什么这么做,要么不说,要么就是很牵强。这本书先讲前因后果,再告诉你该怎么做。作为一个有理工科背景的人,我最喜欢的就是这种靠谱的、尊重读者知识水平的叙述方式。

再说"健康指南"。人的身体是世界上最复杂的机器,零件太多。我们不能等到零件出问题再进厂(医院)大修,最好是勤保养、小心使用。用生动的语言、丰富的事例,告诉我们怎么保养、怎么呵护零件,是这本"保养手册"所做的事。

最后说"科普"。相对于前两点,这是本书含金量最高之处。由健康知识追溯至原理,将原理组织成体系,让读者形成科学的思维习惯,不偏听盲从自觉避坑,这是写本书最费力的地方。只有这样费力才能讨到好，这才是科普人的初心。

本书唯一的不足就是篇幅太短，希望周项兄能尽早出续篇！

——陶卓彬，科飞航天董事长，著名科技段子手

早在20世纪90年代，因为治理淮河污染的工作需要，我频繁去河南省项城市一带出差，调查处理那里的水质污染问题。做环保工作要跟老百姓打交道，我发现如何让老百姓听懂我们说的话是非常重要的，也是工作能落实的关键。只有说的话让老百姓听得懂，才能获得老百姓的支持，很多工作才能推得下去。

环保如此，健康也是如此。想给人讲健康的道理，不仅要自己懂，更要用通俗易懂的方式讲给大家，才能让别人懂。周项同学就是这样的青年才俊，能用接地气的话语将这些道理表达出来，再加上他的搭档绘制的这些新颖活泼的插图，这本书让人一读就上瘾，拿起来就放不下。

特别值得一提的是，周项就来自项城市，和我真是缘分匪浅。30年过去了，我很欣喜地看到我当年经常去工作的地方有这样优秀的年轻人。真期待周项这位年轻的后辈能继续发力，也帮我们做点环保科普。

——刘鸿志，中国环境科学学会副秘书长，从20世纪90年代起即投身环保的工作者

"润物细无声"，是身体大部分器官最好的状态；当你身体的某一部位特别有存在感时，那里多半出问题了。老感觉胃有饱胀感，那多半是胃有问题；老感觉皮带有点紧，那是你胖了；老感觉头顶凉飕飕，不妨看看自己的头发还剩多少。

这些问题是不是正在困扰你？无论答案如何，都建议你读一读这本书，在轻松活泼的气氛中感受健康之道。青年人在社会上打拼，很容易以透支健康作为代价，这本书值得努力的你拨冗一阅。

——陶黎纳，你或许不认识他，但你一定看过他的微博@疫苗与科学

认知决定行为，每个人都想健康，但究竟怎么做才能保持健康？这就需要科学知识的普及了。张老师的青年身心养护手册将复杂深奥的健康知识变得图文并茂、通俗易懂、看得进去，这是做科普的真功夫，也是健康的第一步。当然读懂以后还需要行动起来，在行动中不断反馈修正认知，才能够保证健康。

这本书是青年身心养护手册，希望张老师再辛苦一些，早日写出适合不同人群的养护手册——儿童、老年人、女性、职场人士、学生等，健康中国人。

——陈葵，北京友谊医院神经内科主任医师，专治各种脑子不舒服

张老师科普的最大优势，在于其幽默文案与精彩配图的结合，文字生动有趣，配图画龙点睛，一直期待有本纸质版汇集成册的书，能捧在手里细细品味，并和孩子们一起学习，这次终于如愿以偿，非常开心。希望更多的人能享受到这份快乐。

——刘淼，罕见的妇产科男医生，他的"淼哥故事会"你还没听过吗？

这是一本温暖的小册子。健康如同空气一样，当我们拥有的时候会毫不在意，等到失去的时候便追悔莫及。每个人的健康如同银行存款，不能只取不存，否则必然有坐吃山空的那天。然而年轻人却往往是最容易忽视健康的群体，肆意透支身体种下的恶果往往要若干年后才会发现。偏偏年轻人最大的问题就是不太听劝，或许这本娓娓道来的书能让你改变一二，那真的是善莫大焉。

——贼叉，爱吃瓜爱怼人爱教人做数学题的那位

完美人生的三大标准是健康、财富、自由，其中健康高于一切，毕竟没有一个强健的身体，一切就都无从谈起。随着生活水平的提高，公众

确实越来越关注自己的健康,但关注归关注,很多人的健康素养还有待于提高。在追求健康的道路上,不时有人坠入养生忽悠的陷阱,例如朋友圈随手一转的养生小秘方、APP上实时插播的养生小广告等,都坑了不少人。而且网上流传的许多养生言论常常自相矛盾,会让很多朋友无所适从,不知道信谁好。

这本青年身心养护手册的最重要作用,就是填了这些"坑",也给大家答疑解惑、帮助大家避开更多的"坑"。我们也期待张老师再接再厉,早日出版更多的科普作品。

——高燕菁,首都医科大学附属北京地坛医院主任药师,认药比认人还门清!

"功未成,身已老"的焦虑不断蔓延在青年群体之中。快节奏的生活、高强度的工作,导致腰椎间盘突出、颈椎病、肩周炎等疾病相继找上这届年轻人。天天喊着要养生的年轻人越来越多,如何保持健康的生活方式成为大家热议的话题。健康的生活方式不是一个概念,并非停留于表面,而是通过持续不断地学习健康知识逐渐形成的理念;健康的生活方式不是一种说教,并非与生俱来,而是科学地运用健康知识和技能对自己的日常行为进行有效管理之后逐渐养成的习惯。把健康留住,让美丽延续,从学习正确的医疗科普知识开始。关于养生,别再做思想上的行动派、行动上的意识派了。这是一本内容权威靠谱、有趣有料的青年健康科普书。迈出健康第一步,可以从读这本书开始。

——杨一帆,中国妇女报社主任记者

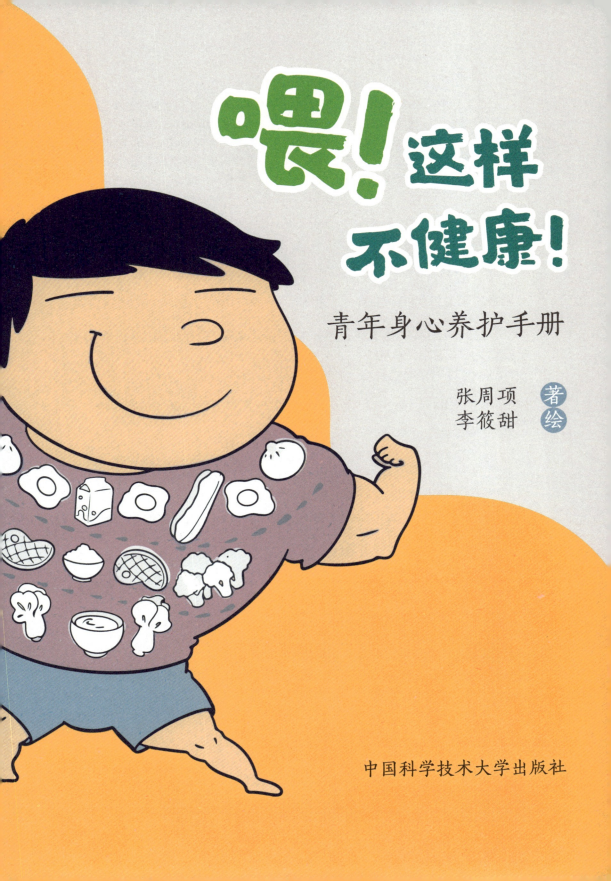

内容简介

无论是大学生,还是已经有了一定工作资历的职场青年,在相对紧张的学习和工作压力下,往往忽视了对健康的关注。本书作者从自身体会和多年健康科普经验出发,邀请十余位专业医生作为合作伙伴,分章讲述普通青年常见的亚健康生活习惯和健康问题,比如熬夜、不吃早餐、"工伤胖"、颈椎病、高度近视等,将严谨科学的医学知识通过幽默、调侃式的语言传达出来。同时还搭配生动有趣的科普漫画,让每一位读者可以在放松的阅读体验中,回过神来关注自己的生活方式,避开健康道路上的"坑坑洼洼",构建自己和家人幸福美满的人生。

图书在版编目(CIP)数据

喂!这样不健康!:青年身心养护手册/张周项著;李筱甜绘. —合肥:中国科学技术大学出版社,2023.2

ISBN 978-7-312-05564-5

Ⅰ.喂… Ⅱ.①张… ②李… Ⅲ.保健—青年读物 Ⅳ.R161.5-49

中国国家版本馆CIP数据核字(2023)第010641号

喂!这样不健康!:青年身心养护手册

WEI! ZHEYANG BU JIANKANG!: QINGNIAN SHENXIN YANGHU SHOUCE

出版	中国科学技术大学出版社
	安徽省合肥市金寨路96号,230026
	http://press.ustc.edu.cn
	http://zgkxjsdxcbs.tmall.com
印刷	安徽国文彩印有限公司
发行	中国科学技术大学出版社
开本	710 mm × 1000 mm 1/16
印张	10.25
字数	147千
版次	2023年2月第1版
印次	2023年2月第1次印刷
定价	60.00元

序

老张最早找我写序的时候,其实我是拒绝的。

我不是懒。我只是一听又在讲医学健康科普就头大。这方面的讲座做了一个又一个,书出了一本又一本,视频拍了一条又一条,你还能玩出什么花来?禁不住老张软磨硬泡,最后我答应看看内容再决定。

这一看内容,我就入了"坑"。这小子坏得很,先拿"脱发"那章给我看。我看到古希腊"悲剧之父"因为脑袋发亮被鹰丢乌龟砸死的段子,下意识地头皮一紧;看到后边希波克拉底往脑袋上抹鸽子屎治脱发,我正好下车到医院,看着这位"医学之父"塑像油光瓦亮的脑门笑出了声。

于是后来变成了我找老张催更,也就有了这篇序。医学健康有个特点,道理就那些道理,谁能讲得生动有趣,谁就能抓住听众。《喂!这样不健康!》就是讲得有趣的典型,首先老张是业内有名的写手,语言生动活泼。在"不吃早餐"那一章,他不仅一本正经地讨论我们的肠子是不是在吃屎,还拿出诸多证据为脂肪打抱不平,读来让人笑得一脸肥肉乱颤。在此给大家剧透一段:

"'不吃早餐约等于吃屎',这一说法只顾肠道,完全忽视了你的一腔热血和那一身白花花的肥膘,对得起它们多年的贡献吗?那么多脂肪,是说攒就能攒下来的吗?"

其次能看出来他是下了一番功夫的,信息量超级大。"眼科"那一章,关于有人近视高达一万多度的数据是发表在国外英文期刊上的,本来只有专业研究人员才会关注,他愣是去翻了出来。他给我看了参考文献,密密麻麻好几页,中英德三语都有。这本书只有十来万字,但他至少看了近百万字。

最后他还有个特牛的插画师姑娘做搭档，两人还配合得天衣无缝，他想什么小姑娘就能画什么。他讲毒蛇泡酒的危害，小姑娘就让酒坛子里窜条蛇出来咬人；他讲熬夜第二天为啥会有熊猫眼，小姑娘就画出来个熊猫人熬夜。好文字配好图，如同好酒配好菜，让人读来酣畅淋漓。口误，大家能不喝酒还是尽量不要喝啊。

我想，出版社之所以请他写书，也一定是考虑到这些。我甚至能脑补出来，当初编辑看他样章时一定是开开心心的，而不是像看某些文章一样愁眉苦脸的；我相信大家读这本书时也一定是快快乐乐的，不会有丝毫的被灌输感。

老张说，他最怕的不是这本书没人看，而是大家看了不改。他写完找了几个读者试读，结果他科普早睡早起的好处，人家熬夜看他的科普，还看得津津有味，大中午起床发微信说张老师快接着写啊！张老师哭笑不得，还得笔耕不辍。

这也是我最期待的。衷心祝愿这本讲健康的书大卖，更希望这本书能像书名说的那样，帮助读者养成良好的生活习惯，帮助每一位普通人避开健康之路上的大坑。

爱你们的、你们爱的、帅气的

陶 勇

2022 年 8 月 19 日

于首都医科大学附属北京朝阳医院

前　言

　　我是名记者,而且是名不太安分的记者。

　　我的老本行是评论员,每天看看有什么热点,然后对着键盘就是一阵猛敲;后来觉得不过瘾,又给自己加戏做科普,采访各类专家并把知识分享给大家。几年下来,我的科普慢慢集中在了医学领域,合作的医生竟然达到500多位,也有幸结识了陶勇医生这样的大牛。

　　可能自己潜意识里还是觉得不过瘾,想再折腾折腾,跟中国科学技术大学出版社的编辑一拍即合,于是把积攒多年的医学科普经验做成了这本书。目的只有一个,让大家在轻松的状态中获得新的健康知识,避开健康路上的大坑。

　　评论跟科普跨界有点大,陶勇大夫就问过我,你觉得写评论跟写科普有什么共同点?我想了想说,我觉得本质上都是相通的嘛。譬如外国政客对我们大放厥词,我写条英文评论回怼,那是跟全世界的英语受众沟通;昨天看有人熬夜晚起不吃早餐,我做条科普劝劝,那是跟我们的粉丝沟通;今天出了这本书,那是跟所有热爱自己健康、珍惜自己身体的读者沟通。

　　陶大夫说得对,医学健康领域的道理或是老生常谈,但能不能让人听进去,很考验作者的沟通能力。我无论写什么都有个特点,尽量通俗易懂,不说空话套话,从读者出发,保证只要看得懂汉字的人就一定能读懂我要说的话。这次写书更是使出毕生功力,每一个字都反复推敲,唯恐哪一个字让读者觉得太生僻。

　　文字写得再精心读者也容易觉得枯燥,所以这本书我们做的图文搭配,争取让大家读着不累。这里我要"凡尔赛"一下我的优秀搭档李筱甜。小姑娘为这本书花了很多精力,每张图都认真推敲,构图、线条、配色都是她一笔笔精心设计过的。人如其名,她的画总给人一种温暖甜蜜感,还请大家酌量食用,小心糖分摄入过量。

记得有人说过,买书来读的人增加了自己的知识,是读书人;买书不读的人给作家捐了款,是慈善家。您能看到这篇前言,说明您已经买了书,在慈善的道路上迈出了勇敢的一步,接下来希望您能在闲暇之余读读这本书,以轻松愉快的方式获得点关于健康的知识。

如果您吃了这个蛋还想见见下蛋母鸡的话,欢迎关注我的微博@项天歌。欢迎每一位读者来留言交流,我看到会随时回复。

张周项

2022年8月1日
于北京奥林匹克森林公园东门进门
第一个大路口往南第二块草坪旁边

目　录

第 1 章

究竟几点睡算熬夜？!

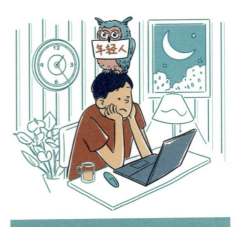

不论你已经毕业还是仍在求学,对宿舍这个地方一定不陌生。几个十几、二十岁出头的年轻人,来自天南海北,在学校的安排下住进同一间屋里共同度过每个夜晚,这是外出求学的人几乎都避免不了的经历,也可以说是年轻生活的一部分。

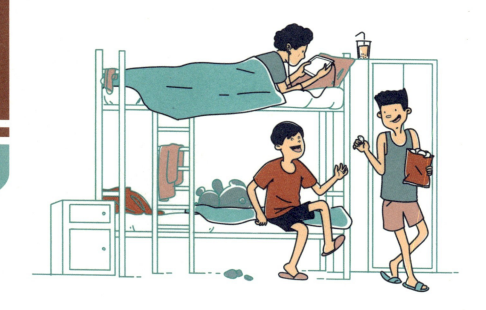

　　宿舍是一个很自由的地方。在这里你有吃东西自由,泡面、啤酒、辣条,爱吃啥吃啥,不会有爸妈的唠叨;有穿衣自由,低腰、短裤、露脐装,想穿啥穿啥,舍友才不替你操心;甚至还有游戏自由、打牌自由……但,唯独没有睡觉自由! 一群人住在一起,晚上有一个人不睡大家就都别想睡。

　　哪怕你早早躺下了,旁边舍友玩游戏拍桌子、跟人视频聊天,也会让你到很晚才会进入梦乡。四年大学生活下来,人人都成了夜猫子,所谓"被熬夜"指的就是这个现象。

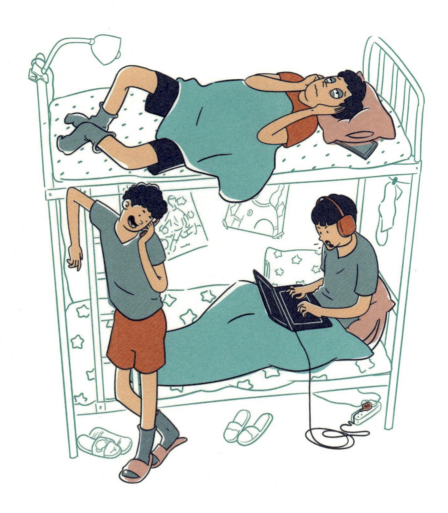

　　等到你毕业参加工作,往往生物钟已经被调晚了,熬夜也就成了习惯。晚上不睡甚至成了年轻的标签,"半夜还不睡,半上午还不起"是年轻人最常见的状态。年轻人的社交圈里甚至有一条不成文的规则:有事不要约上午。因为他们的一天是从下午开始的。

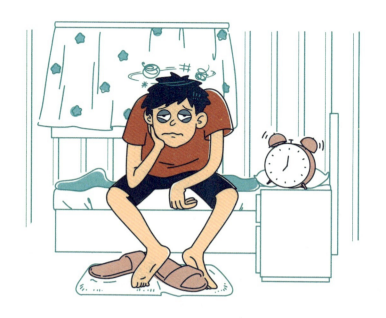

有意思的是，熬夜的年轻人对养生的公众号可是关注了不少，有很多人一边看"熬夜的 N 大危害"一边熬夜。

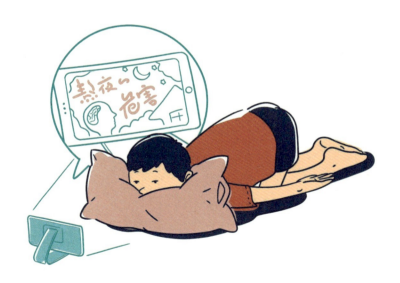

如果你跟他们聊聊天的话，会发现他们也觉得熬夜是个坏习惯，还是改掉的好。那么问题来了：究竟几点睡算是熬夜呢？

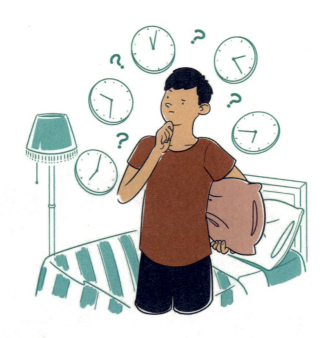

这个问题没有一个统一的答案。不同的人有不同的作息规律。有些人拥有猫头鹰型的作息规律,白天无精打采、夜里神采奕奕;有些人拥有百灵鸟型的作息规律,天黑就睡觉,天亮早早起床。这两种人各自占比多少,没有准确的统计数字,但可以确定的是,适合昼伏夜出的人占少数。

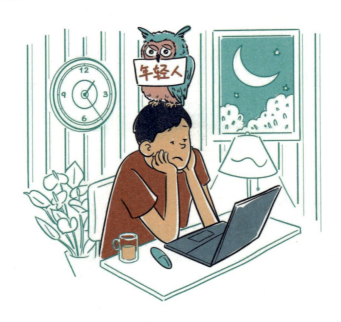

毕竟人类并不是由昼伏夜出的动物进化而来的。人类的祖先需要在白天光线好、能看清猎物的时候打猎。一万年前人类发展出农业文明以后更需要日出而作、日落而息。一万年过下来，早睡早起的"基因"自然更容易被保存下来，早上不起、夜里闹得欢的"基因"被淘汰的概率则要大得多。

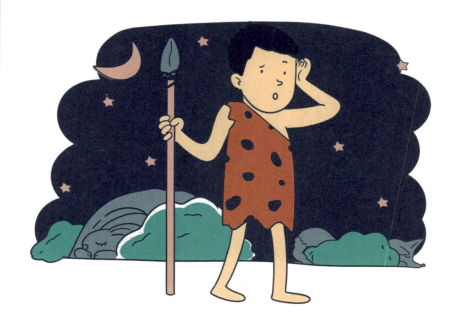

　　那么如何判断自己适合哪种作息规律呢？一个比较直观的方式是看自己醒着时是否有疲惫感。人的正常睡眠时间一般是6—8小时，若睡够了你醒来会神清气爽，睡不够的话你醒来时会觉得全身像散了架一样，依然感觉疲惫。

　　当然，也有极少数人携带有DEC2基因突变，他们每天只需要睡不到6小时就精力充沛。英国前首相、"铁娘子"撒切尔夫人就是这样，据英国资料记载，她每天只需要睡眠4小时就能保持精力充沛。不过请切记，不是所有的人都是"铁娘子"，携带这种"精英"基因的人不到1%，99%的普通人还是得老老实实睡够6—8小时。

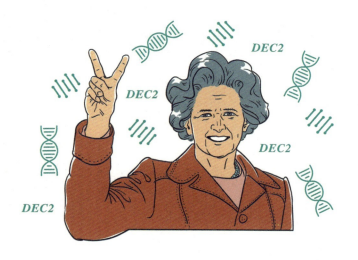

值得注意的是,如果你睡得比自己的生物钟晚,那就算你睡够了需要的小时数,醒来依然会感觉疲惫,因为你的睡眠周期被打乱了,每个小时休息的质量并不好。如果你下半夜睡觉、十一点多才醒来,不妨做做下列几个测试题:

第一,请快速说出以下每个字的颜色,注意不是读出那个字:

红 紫 蓝 黄

绿 紫 绿 蓝

蓝 黑 黄 绿

黑 红 紫 黑

红 紫 黄 绿

这个测试叫斯特鲁普(Stroop)色觉测试,是用来测试人的快速反应力的。如果你上来就读"红紫蓝黄",说明你大脑这会不是很在线。

第二,请根据下表,给自己打个分:

艾普沃斯嗜睡量表

以下这些情况,你会打瞌睡吗?根据实际情况填写分值:0从不;1偶尔;2有时;3经常				
1.坐着读书	0	1	2	3
2.看电视	0	1	2	3
3.在影院之类的公共场所慵懒地坐着	0	1	2	3
4.在正常行驶、没有急刹的汽车里坐着	0	1	2	3
5.下午躺着休息	0	1	2	3
6.坐下跟人聊天	0	1	2	3
7.没有饮酒的午餐后静静地坐着	0	1	2	3
8.坐在因堵车而停在车流中的车里	0	1	2	3

这个表叫艾普沃斯(Epworth)嗜睡量表,是用来测试你是不是发困的。如果你得分超过10分,或者连续测试中的某一天得分突然升高的话,那就说明你没睡够,白天打瞌睡啦。

如果你熬夜后依然感觉精力充沛而且这两项测试都通过的话,说明你本来就是夜猫子;如果感觉疲惫不堪,或者测试结果不好,就说明你睡得比自己生物钟晚,属于熬夜范畴。对咱们身体的各个器官来说,睡觉分别起到不同的作用;如果你熬夜了,那你的各个器官都会受到不同程度的损伤。

大脑进水

咱们看到"脑残行为",会说这人"脑子进水了"。其实每个人脑子里都有水,咱们的大脑和脊髓被一种无色透明的液体包裹着,能起到减缓震荡、保护神经中枢的作用,这种液体就叫脑脊液。2019年11月1日,《科学》杂志发表的一篇文章指出,人类熟睡时,大脑的血流量会降低,从而让脑脊液加速流动,清除大脑中的代谢副产物。

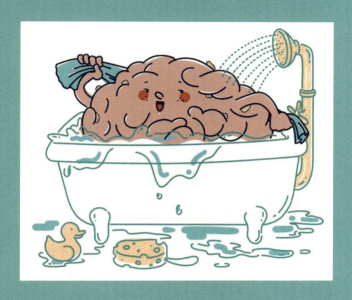

这些代谢产物包括β-淀粉样蛋白等，它是公认的引起阿尔茨海默症的元凶。如果你熬夜造成睡眠不足，短期来看，这些代谢产物清除不及时，你会觉得很累；长期来看，这些蛋白会越积越多，最终大大增加你得阿尔茨海默症的风险。所以说，睡觉睡不好，痴呆来得早。

皮肤熊猫化

睡眠时，人的皮肤中的毛细血管循环加快，分泌和清除过程加强，因而能够改善血液对皮肤的营养供应。熬夜引起的睡眠不足会阻滞皮肤毛细血管循环，使皮肤的细胞得不到充足的营养，加速皮肤老化，一些地方的皮肤会呈现出一种不健康的苍白颜色，另一些地方的皮肤则会因为循环受阻呈现出青黑色。为什么熬夜后人容易挂两个黑眼圈？正是因为眼周地区循环受阻变青黑，而别的地方变苍白。

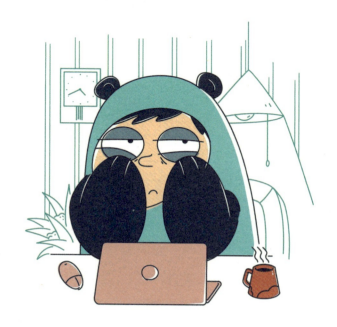

　　熬夜还会导致皮肤中的胶原蛋白流失,你吃再多猪蹄都补不回来,因为人体消化系统对胶原蛋白的吸收能力是有限的。其实在医学不发达的古代,人们凭经验就观察到类似的现象,要不童话故事里怎么有睡美人,却从来没有熬夜的美人呢?

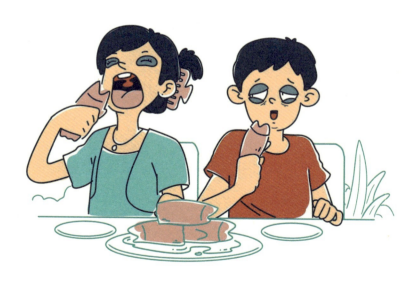

肝脾肾憋坏了

无论是眨眼还是挥手，人类大脑都需要通过神经系统对具体的肌肉下命令。但这招对肝脾肾就不灵了，连接大脑与这些内脏的神经中很多都没法由人自己控制，叫自主神经系统，又叫植物神经系统。

自主神经系统虽然不听人类意志指挥，却在调节肝脾肾功能中起重要作用，如果睡不够，那这些自主神经系统就会被异常激活，进而导致内脏血流紊乱。通俗点说，就是肝脾肾都憋着了。

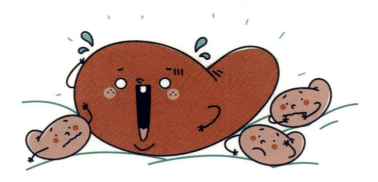

特别是对于肾脏，睡眠不足可能导致糖皮质激素和儿茶酚胺分泌异常，造成内皮细胞功能障碍，进而导致肾小球功能减退。肝脏是人体的主要排毒器官，熬夜也会影响肝脏的排毒进程，导致肝脏任务越来越多，最后把自己累坏。

就在2021年，华北理工大学的研究团队在调研了三千多名煤炭工人之后，发现其睡眠越不规律、肾功能异常的风险就越高。所以说，如果熬夜的话，内脏会很受伤。

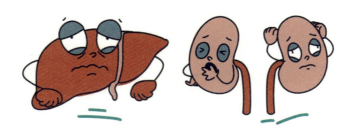

心脏累着了

人在睡眠时，心率会逐渐降低，到睡着后第三个小时达到最低点，这叫静息心率。静息心率是心脏的一种自我保护，让心脏得以在繁重的工作中放缓节奏休息一会。2020年4月，美国圣母大学的研究人员发现，如果睡眠往后推一个小时，静息心率会显著增高；如果晚睡三个小时，静息心率会大幅增高。

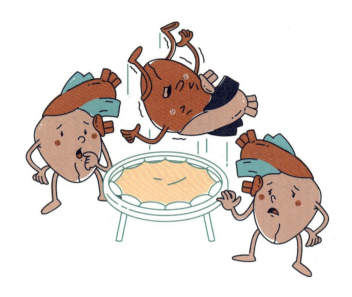

而心率是人体心血管健康的重要标志，心脏跳得太快了会导致心慌。发表在《心脏开放获取期刊》（*Open Heart*）的一篇文章指出，心跳每分钟多一次，则心血管疾病的风险高1%。

免疫系统变傻了

人体在睡眠时，免疫系统得到充分的休息，有助于维持血浆白介素-6和肿瘤坏死因子等炎症因子的水平。失眠、熬夜则可能引起免疫细胞数量的减少或免疫细胞的老化，甚至可能进一步诱发其他系统疾病。

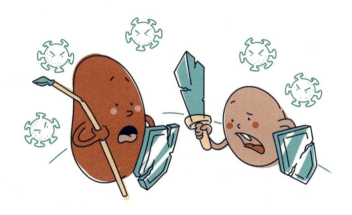

　　有意思的是,当人类受到外界病原体入侵时,机体会主动改善睡眠质量从而增强免疫系统的防御能力。当机体被病毒感染时,白介素-6、白介素-1、肿瘤坏死因子等炎症因子的水平会显著增加,这些炎症因子作用于中枢神经系统可增加睡眠时间。

　　在2014年,美国宾夕法尼亚大学佩雷尔曼医学院的研究人员发现果蝇也有类似的现象,当被感染时可通过睡眠来增强免疫应答系统的响应,从而加速恢复过来。你看,多睡觉增加免疫力的道理,连动物都懂,你又有什么理由不懂?

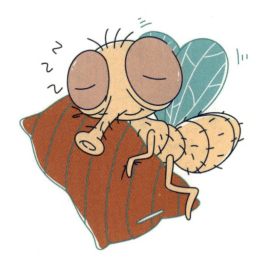

　　不熬夜只是健康睡眠的第一步。要想通过睡眠留住青春,还得掌握一些睡眠的小窍门。

人类正常的睡眠能分为五个阶段,即入睡期、浅睡期、熟睡期、深睡期、快速眼动期。从入睡期到深睡期,人体脑波会有些曲折变化,但总体是朝着频率减缓、幅度增加的方向。人的大脑内有一个叫海马体的结构,用来储存短期记忆,当你进入到深睡期后,海马体里的短期记忆会转移到大脑皮层里,变成长期记忆。

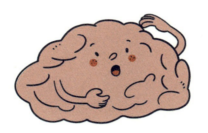 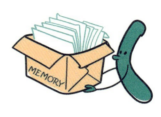

到了快速眼动期,人体脑波会发生反变化,频率增加许多、幅度减小,眼球也会呈现出快速跳动现象,"快速眼动睡眠期"由此得名。如果这时把被试的志愿者叫醒,大部分人都表示他们正在做梦。这时大脑皮层正在对转移来的记忆进行处理,清除掉一部分并对剩下的记忆内容进行排列组合,这也就是梦境的来源。

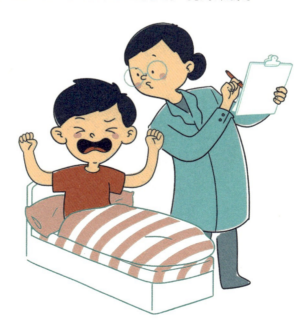

熟睡期、深睡期和快速眼动期交替一次称为一个睡眠周期，需要90—110分钟；7—9小时睡眠差不多就是4—5个睡眠周期，这也是一般人每天所需要的睡眠量。但这个醒来的时间也挺有讲究。如果在熟睡期、深睡期醒来，脑波波动比较大，人会觉得很难受；如果在入睡期、浅睡期或者快速眼动期醒来，脑波跟醒着差不了太多，醒的时候也就不会太受刺激。

　　这也是很多人早晨都是从梦境中醒来的原因。顺便说一句，这个时候人的梦境以短期记忆的形式存储在海马体中。所以如果你做了个特别有意思的梦又很想记住，那醒来后一定要赶快回忆，通过这一过程让大脑重新经历一遍这个梦，转化成长期记忆，要不你很快就忘了。

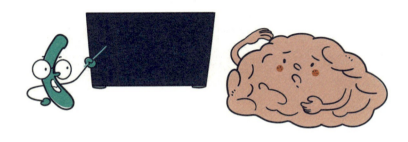

　　一般来说，在快速眼动期醒来也叫自然醒，睡到自然醒可以说是最理想的情况了。所以午觉别睡太久，30—40分钟最好，这时你还没进入深度睡眠期，醒来不会发懵；夜里尽量早睡，这样能在睡满4—5个睡眠周期后自然醒来，而不是被闹钟叫醒。如果被闹钟叫醒的话，就没法保证你在哪个阶段醒来了；要是在熟睡期、深睡期被叫醒，那可有你难受的。

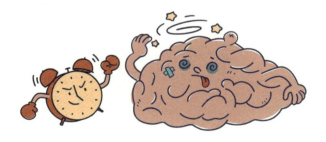

　　说来说去还是回到主题上来，希望大家早点睡嘛。

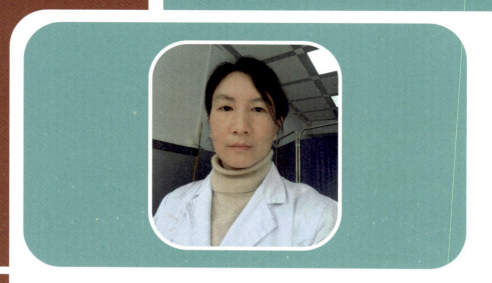

医学顾问

周剑,湖南省脑科医院抑郁症科副主任医师,湖南中医药大学精神病学教研室成员,湖南中医药和中西结合学会心身医学专业委员会委员。

健康寄语

作为现代人,咱们都明白,熬夜这事有时候并不是个人选择。毕竟干了一天活,在办公室要面对领导,回到家要面对男女朋友,结了婚的还得哄小孩,那叫一个累。

一天24小时中,只有夜深人静那会才是真正属于自己的时间。别管是领导还是家人,该睡的都睡了,你吃过饭、洗过澡、躺床上刷着手机,不管窗外是风是雨,自己只需要沉浸在自己的世界里,那日子多惬意啊!所以有人说,熬夜是件很爽的事,这点我举双手赞同。但为了这种爽,我们身体付出的代价很是高昂。熊猫眼、裂纹皮啥的都是小意思,熬夜太频繁,或者一次性熬太狠的话,真可能直接导致猝死。这不是危言耸听,是有真实案例的。

所以,为了自己小命,还是离熬夜远点的好。毕竟咱们经历几百万年才进化到今天,跟大自然保持同步作息才是主流。爽可以,但别跟大自然犟,否则吃亏的是咱们自己。

第 2 章

不吃早餐，肠子真的在吃屎吗？

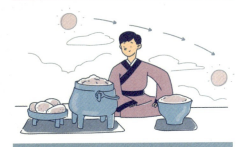

夜里不睡、早上不起，一个很自然的结果就是没法吃早餐。你看很多大学食堂里，午饭晚饭的时间都人满为患，而早饭时间却人影稀疏。偌大的食堂里，只有打饭阿姨和几位头发稀疏的中老年老师，他们后脑勺照出的人影里，根本看不到年轻人。

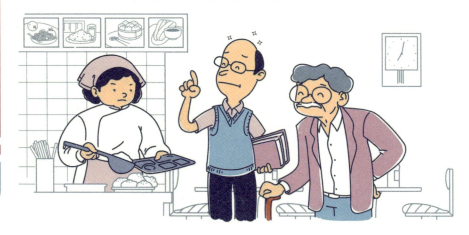

等毕业上班了，年轻人也是被闹钟喊醒，起床拽起外套就直奔公交、地铁，能赶得上打上班卡就不错了，哪还有空顾得上吃早餐？能挤5分钟出来，在楼下便利店买个包子、带杯咖啡就谢天谢地了！这已经是当代上班族的常态。2018年中国营养学会一项调查显示，35%的人做不到天天吃早餐，其中年轻人占很大一部分。

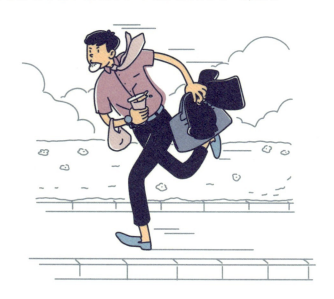

同熬夜一样，不少年轻人一边饿着肚子挤在通勤的地铁上，一边"刷"手机看家庭群里分享的"不吃早餐的十大危害"。其中流传最广的一个"段子"是这样的：

　　我们的身体经过一夜消化，会产生不少食物残渣存在肠道里，或者你也可以管它们叫屎。如果不吃早餐的话，身体需要能量又无法从食物中吸收，就会从肠道里重新吸收供能。四舍五入，不吃早餐约等于你在通过肠道吃屎！

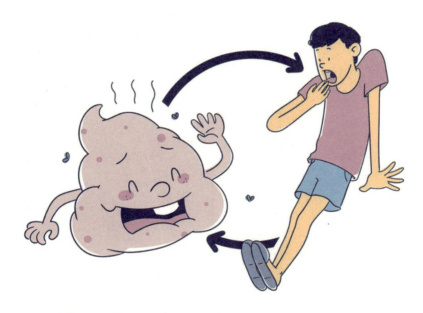

　　这个段子是真的吗？

　　从传播学的角度来说，这个段子精准地把握了受众需求（不吃早餐的人多），形成了自己的逻辑闭环，还含有能吸引读者的要素（吃屎），是优秀的传播案例。但从健康医学的角度来说，这一说法就不那么可信了。

　　从人体解剖学角度来讲，这一说法缺乏最基础的常识。人体肠道长度大约是自身身高的 5 倍左右，主要由小肠与大肠组成，其中负责吸收营养物质的部分主要是小肠，吸收完营养，食物残渣会进入大肠，被榨干水分后塑形成屎并储存于此,等待着经过肛门排出。

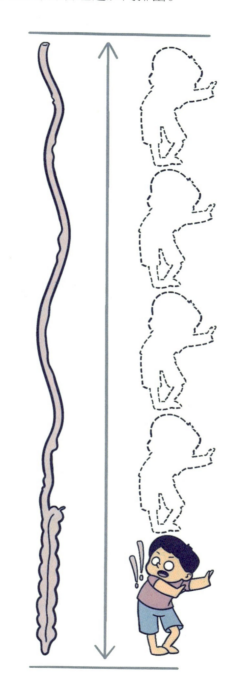

在这一产屎过程中,小肠、大肠分工明确,吸收营养的、压榨水分

的、塑形的各部分都不在一块,又怎么会重新吸收呢?

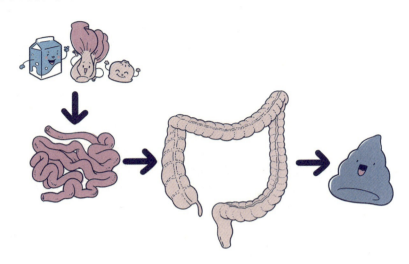

从营养学角度来讲,无论早中晚,只要你进食的能量消耗光了,你的身体就会先消耗血液中的糖分来供能。如果血液中的糖分耗光了,而你还没有进食,那么你的脂肪细胞才会慷慨贡献出自己的多年积蓄,转化成糖分燃烧供能。

"不吃早餐约等于吃屎",这一说法只顾肠道,完全忽视了你的一腔热血和那一身白花花的肥膘,对得起它们多年的贡献吗? 那么多脂肪,是说攒就能攒下来的吗?

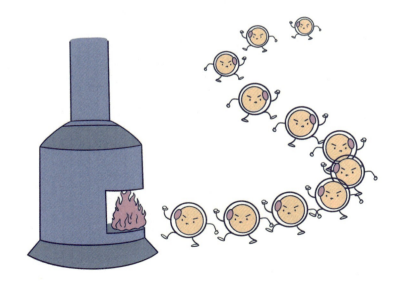

所以啊，下次你不吃早餐的时候，千万别脑补自己在通过肠道吃屎了。咱们相信编这个段子的人初衷是好的，是要鼓励大家吃早餐，但这个说法确实不符合事实。

当然，这并不意味着不吃早餐就没有危害。恰恰相反，不吃早餐的危害比"通过肠子吃屎"大多了。这个段子也就是造成点心理不适，不吃早餐可是要对身体造成结结实实的伤害的。

不吃早餐真正的危害之一：低血糖，死脑细胞

刚才咱们提到，当你空腹又需要消耗能量时，你的身体会优先搜刮尽血液内的糖分，以供身体所需。这个过程如果发生在别的时间段还好，但发生在早上，就很不妙了。

因为上午是你上班的时间，你得全力开动自己的大脑做各方面工作。比如你可能要开会，得想想怎么面对领导和同事；你可能要展示PPT，得想想如何让难伺候的客户满意；你甚至可能要写稿、做设计、剪视频、跟人电话沟通……

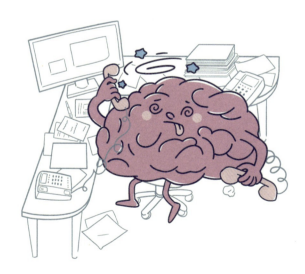

这个时候你的大脑正需要能量，而血液中的能量却不够，同时你没有做剧烈的体力运动，脂肪细胞又爱搭不理，慢吞吞地燃烧自己奉献能量。于是你的血糖含量会降到很低，很容易出现低血糖。人体

脑细胞又金贵得很，一小会儿得不到充分的供能就休眠给你看，所以低血糖的人很容易昏厥，时间长了脑细胞甚至会死掉不少。

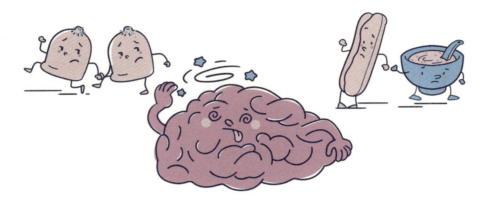

2014年《最强大脑》节目曾经邀请来一位特殊的嘉宾周玮，当时23岁的他能够心算开乘方、四位数相乘，却有语言障碍，很难清楚地表达自己。后来媒体借用了美国著名电影《雨人》中关于"白痴天才"的说法，将周玮称为"中国雨人"。

周玮3岁时，就曾被北京协和医院诊断为"顽固性低血糖及智力发育迟缓"。这两个症状通常是联系在一起的，成人如果低血糖也逃不开这个宿命，智力受损，而且还无法获得周玮那超常的数学能力。

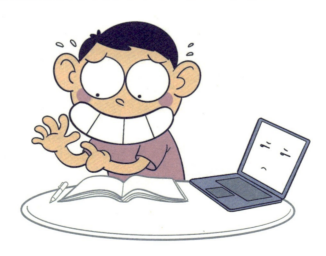

不吃早餐真正的危害之二：胆囊结石

咱们的很多器官都是"007"工作制，一天24小时干活，全年无休，心、肝、肺、肾、脑等都是这样，它们一旦休了，你的小命也就玩完了。

其中肝一刻不停地工作，它的重要工作内容就是分泌胆汁，每天能分泌800—1000毫升，差不多能装满3个普通可乐瓶。这些胆汁被排入小肠内，跟食物混合在一起进行化学反应，从而消化食物给咱们提供营养。但胆汁一刻不停地在分泌，小肠却只是在你吃东西时才用得上这些胆汁，那么其他时间分泌的胆汁都去哪里了呢？

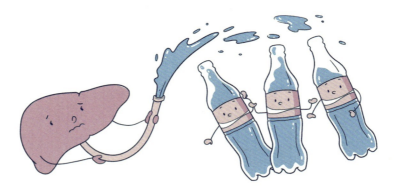

这就要用到胆囊了。胆囊身处肝脏后方，形状像一个小鸭梨。肝脏分泌的胆汁要先存在胆囊里，等到需要消化的时候，胆囊把门打开，胆汁就进入了小肠里；当不需要消化的时候，胆囊把门一关，就把胆汁关在了里边。胆汁明明是肝分泌的却不叫"肝汁"，就是因为古代医生解剖人体时是在胆囊里发现它的。

胆囊的体积不大，但吸收能力极强，能把胆汁里的水和无机盐吸收殆尽，把胆汁浓缩到原来的1/4乃至1/10，这样就把暂时不用的胆汁都装下了。你睡了一夜，胆囊里存满了胆汁就等着释放呢，如果不吃早餐的话，这些胆汁就只好继续存着，而且还源源不断有新分泌的胆汁加进来。然而胆囊空间有限，这些胆汁只好进一步浓缩，时间长了就会形成结晶。

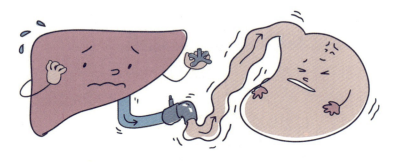

结晶这个词听起来挺美好的,其实就是从胆汁中析出的固体物质。这些固体越来越多、越来越大,就成了你闻之色变的胆囊结石。其实除了不吃早餐,所有饮食不规律、饥一顿饱一顿的不良习惯都会增加胆囊结石的风险,但不吃后边两餐的人比不吃早餐的人少,而且早餐与上一顿相隔时间最长,所以也就成了胆囊结石的常见诱因。

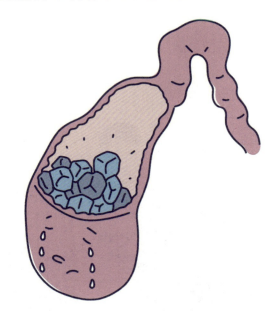

据《广州日报》报道,2021年7月,东莞市人民医院一位61岁的患者体内取出一颗巨型胆囊结石,直径达10厘米,重约300克。要知道,健康的胆囊长度不过5—8厘米。祝这位患者顺利康复,看到这新闻时我肚子已经隐约疼了……

不吃早餐的真正危害之三：便秘

咱们的肠道就像一个巨大的传送管道，半消化的食物糊糊从胃里过来，肠道肌肉一伸一缩把这些糊糊一点点往前推着走，走着走着就变成屎了。等囤积到直肠里，压迫了肛门，就会通过神经系统给大脑发信号，你的大脑就有"屎意"了，下个命令，肛门一开一合，屎就排出去了。

这个蠕动可不是时时刻刻都全力开动的，是食物消化成糊糊到了肠道，肠道才会给大脑发信号，之后大脑才会指挥肌肉动。咱们今天有一日三餐，但其实人类社会刚刚建立、文明社会刚形成时，是一日两餐、早晚各一的居多。比如在商代，就是一餐在早上7—9点，称为"大食"；一餐在下午3—5点，称为"小食"。直到宋朝以后，中国人才有规律地过上一日三餐的生活。

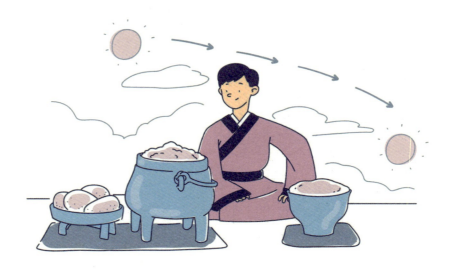

但无论是一日三餐还是两餐，早餐都是必不可少的，所以肠道上午蠕动也就形成了习惯，刻在咱们的基因里。不吃早餐，等于放大脑鸽子，该动的时候却没有东西让它动；下午、晚上暴饮暴食，不该动的时候让它乱动。时间久了，大脑就开始怀疑人生了：自己究竟该不该动啊？几点动合适啊？

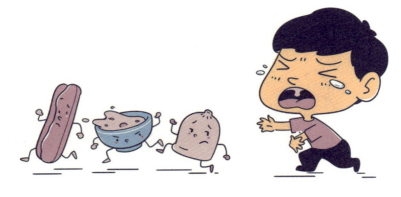

大脑一怀疑人生，下一步就会在拉屎这事上罢工，然后你就便秘了。等你蹲在马桶上，想拉却拉不出来，嗷嗷叫的时候，有没有想过是不吃早饭的"锅"呢？

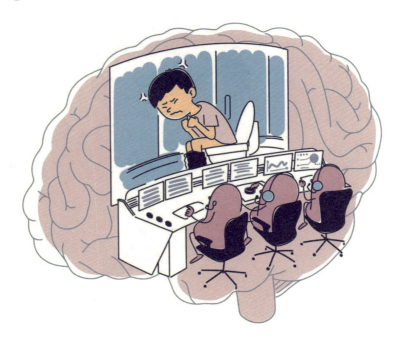

不吃早餐的真正危害之四：肥胖

只要你稍微关注点健康就不难知道，一日三餐的热量应当是递减的。早餐的热量约占一天总热量的40%，可以多吃一点淀粉类食物，这样保证有足够的热量以供消耗；午餐的热量约占30%，可以吃得荤素搭配、种类齐全、营养丰富;晚餐的热量差不多30%,尽量少吃一些,别给肠胃增加太多负担。

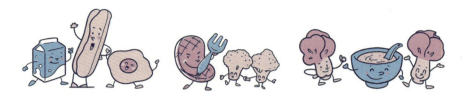

　　把这三者画成图,就成了个倒三角形。长期这么分配热量,你从食物中吸收的热量被消耗得差不多,再来点适量运动,就不会导致脂肪堆积。长此以往,你就会拥有倒三角的傲人身材,照镜子自己能欣赏老半天,出门见人也会充满自信。

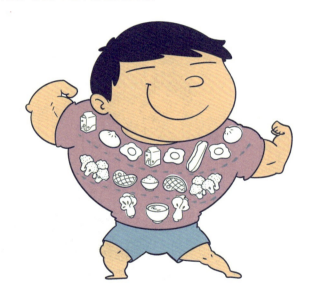

　　你要不吃早餐的话,那40%的配额就只好分到另外两餐上。以现代城市的生活节奏,中午时间很短、很难好好吃午餐,只有到晚上下班后才能大快朵颐,晚餐的热量会占到全天的60%甚至70%,画出图来就成了个正三角。

　　如果你再睡得晚,晚上撑不住饿意又来顿夜宵,那完蛋了,这个正三角的底会越来越宽,下半部分越来越厚实。随之而来的是,你的身材也会变成正三角形,而且从肚子到大腿越来越敦实,肉越来越多。想想也不冤,吃一肚子大鱼大肉上床睡觉,不胖还有天理吗?

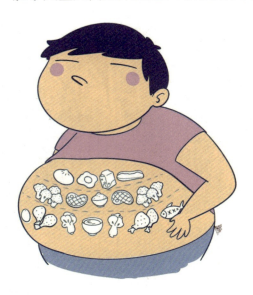

　　为了不变成正三角形,让我们回忆一下人人都知道的吃饭口诀:"早餐要吃饱,午餐要吃好,晚餐要吃少。"

　　这个口诀咱们中学时就学过,别等到七老八十、疾病缠身才想起来,到时候就晚了!

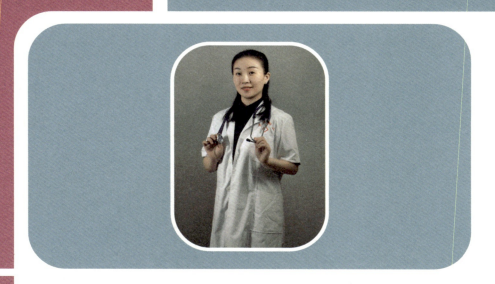

医学顾问

黄靓,南华大学附属第二医院感染控制部主任、副主任医师。中华预防医学会医院感染控制分会成员,湖南省医院协会第五届医院感染控制专业委员会委员、湖南省第三届医疗机构公共卫生管理专业委员会常务委员。

健康寄语

不吃早餐的危害,咱们从上学时就在学。大脑是个很娇贵的器官,一旦血糖跟不上,分分钟就要玩完;大脑又可以说是人体最重要的器官,一旦大脑出了问题,人会遇到很大的麻烦。

但依然有那么多人吃不上早餐,这不是他们自身认识不到位,而是有很深的客观原因。通勤时间那么长,动不动就是两小时,挤在地铁里怎么吃?工作那么繁忙,早上多睡一会都是奢侈,哪有时间好好做早餐吃?

这些问题我们医生都懂,甚至我们自己的经历也类似。但我们依然希望,大家能抽出来一点宝贵的时间吃早餐,因为这是以最小的代价维护自身健康的方法。早起半小时,就能给自己打上一杯热气腾腾的豆浆;早起十分钟,就能给自己切片火腿做个三明治;实在起不来,去赶地铁、赶公交的途中还能买个煎饼果子。客观条件没法改变,但我们至少能从自身做起,慢慢改善,不要因为低血糖而晕倒在通勤的地铁上,更不要因为胆结石住进医院的病房里。

第 3 章

冬天光腿很美，就怕将来后悔？

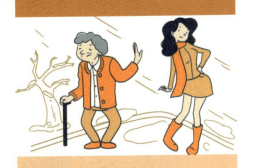

一到冬天，每个爱美的姑娘脑子里，都会有两个小人吵得不可开交。

一个小人不厌其烦地叨叨："裹结实点，气温都零下了！"另一个小人则用充满磁性的嗓音哀求说："双十一的裙子刚到，那么漂亮，难道你忍心让它在柜子里'吃灰'吗？"

至于哪个小人赢了，看看冬天大街上飘舞的裙摆们就知道。懒得上街的话，上网也知道，电商页面上冬天裙子评价数动辄"3000+"，裤子销量明显不敌。在"爱美"小人的诱惑下，"保暖"小人败得很彻底。

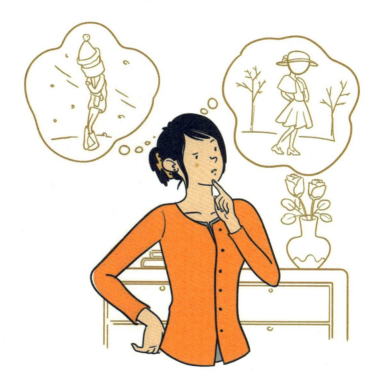

"保暖"小人是败了，但她的声音并没有走远。几乎每一位冬天光腿穿短裙的姑娘，都要承受奶奶或妈妈的轰炸："冬天光腿小心老寒腿！"她们这么说不是没有道理，北京大学与中国疾控中心联合调查显示，早在2017年我国骨关节炎病人就已超过6000万，而且年龄越大发病率越高，老寒腿名不虚传。

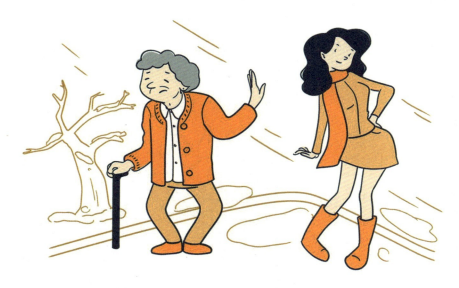

　　但奶奶和妈妈们不知道的是,关节炎这种疾病,跟光腿基本没啥关系。严格来说,关节炎不是一种疾病,而是100多种疾病的统称,泛指发生在人体一个或多个关节处、以肿胀和压痛为主要表现的疾病,临床可发现的关节炎症包括滑膜增生、关节腔积液、关节软骨退化或者关节骨性增生等。

　　简单来说,关节炎就是关节按着疼、摸着肿,做检查时发现有病变。

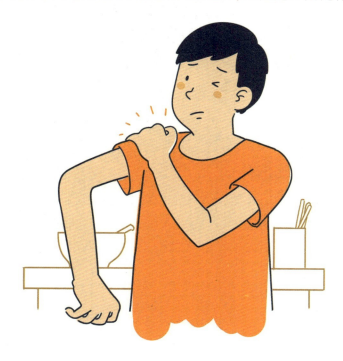

关节是控制人体骨骼活动的重要节点，这些地方产生炎症，人体活动自然会受限。要是手指关节发炎，就连划一下手机屏幕都疼；要是膝关节发炎，一走路就疼；要是连接屁股与大腿的骶髂关节发炎，那就坐没法坐、站没法站，只能躺着。别问我怎么知道的。

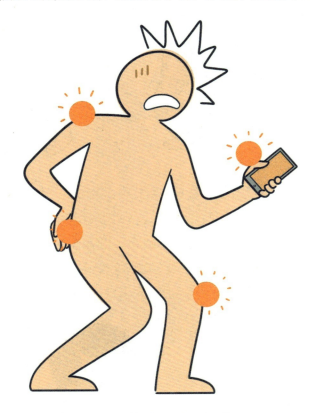

按发病原因，关节炎大致能分为以下几类：

感染性关节炎

和感冒一样，这类关节炎是由细菌、病毒、真菌等病原体入侵人体导致的。这些病原体入侵了人体关节处并在这里繁衍，咱们的免疫系统可不干了，派出大量T细胞、B细胞部队对它们进行围歼。

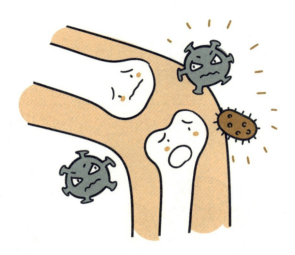

　　为运输更多部队到前线,患病处血管需要扩张,所以会红肿;这些部队与细菌、病毒大战,你的关节就是双方炮声隆隆的战场,所以会疼痛。

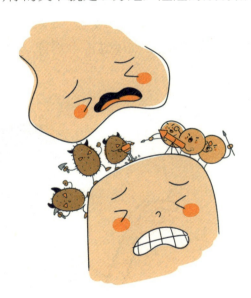

代谢性关节炎

　　你或许听说过"嘌呤"这个词,这是英文 purine 的音译,嘌呤本来是人体必需的一种物质,能用来合成人体DNA,从而促进新陈代谢。嘌呤在人体内经过代谢,最终会形成一种叫尿酸的产物,它对人体完全没有用,正常情况下会通过小便排出体外。

但有些人嘌呤代谢出现问题，导致体内尿酸浓度超出正常值。这些多余的尿酸在体内见缝就钻，沉积到关节处形成尿酸盐结晶。你想象一下，骨头缝里都是尿酸盐结晶，能不疼吗？能不发炎吗？

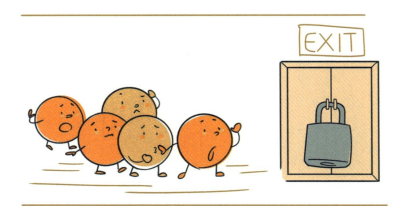

这种类型的关节炎又叫痛风，常见于手趾、脚趾等末端关节。一位饱受痛风折磨的患者曾经描述过这种痛苦："痛风发作时，好像有老鼠在啃食我的脚趾！"

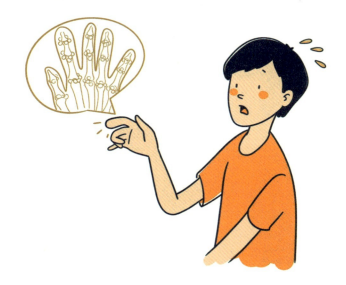

类风湿性关节炎、强直性脊柱炎

这类关节炎发病机制复杂、原因特殊，目前人类医学有一种叫

"分子模拟"的假说，认为罪魁祸首是人类自己的免疫系统。免疫系统就像个保镖，一旦发现有外界病原体入侵，就会派淋巴细胞释放专门的蛋白质对付它们。入侵的病原体叫抗原，释放出的对抗抗原的物质则叫抗体。

但有些人的抗体同时也会攻击人体自身组织细胞，从而造成组织发炎，这些抗原和抗体甚至会相互结合，沉积到相应组织中，医学上称为免疫复合物。这些家伙又继续激活其他免疫反应，引发更严重的炎症。

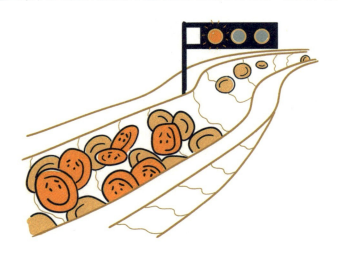

有没有注意到，在这些原因里，根本没有寒冷那一项？事实上，没有任何证据证明低温会引起关节炎症。引发关节炎的因素有高龄、肥胖、抽烟、骨密度减小、维生素D缺乏、免疫系统紊乱等等，这些因素都可能诱发关节炎，但唯独没有寒冷。

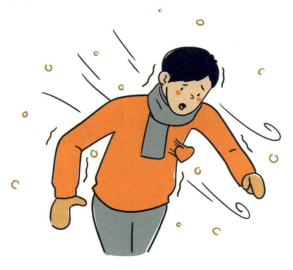

那为什么还叫"老寒腿"呢？那是来自民间的经验总结。确实有很多关节炎病人，到了冬天发现疼痛会加重，偶遇风寒也会疼得更厉害。原因有二：

第一，温度低会造成关节局部血液循环不畅，会加重关节不适症状。

第二，对于痛风患者来说，尿酸盐结晶在温度比较低的情况下更容易形成，所以多数患者在冬天容易出现足趾关节痛风。

所以寒冷并不是关节炎的发病原因，只是会加重某些类型的关节炎的疼痛感，让患者更难受。如果你没有得关节炎，也没有关节炎高危因素，仅冬天光腿这一个因素并不会让你得关节炎。

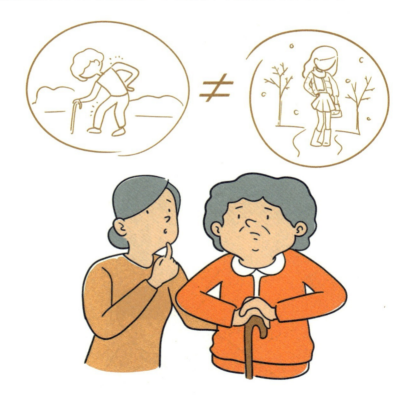

且慢！那并不意味着冬天光腿没有危害。恰恰相反，冬天光腿真正的危害要比关节炎广泛得多。

对于腿本身，在零下十几摄氏度的冬天裸露在外，容易出现局部冻伤。如果冻伤的是腿部皮肤表层，那首先你被冻伤的部位会变得很苍白，然后颜色慢慢变深，再往后就出现红肿、发痒，甚至刺痛，严重的还会出现水泡。

如果冻伤到了真皮层甚至肌肉层，那还会出现冻疮，长硬块；到了暖和的环境，比如暖气屋里，就会让你体验到什么叫瘙痒难耐。光腿本来是为了美，冻伤了，美没了，再露有啥用？

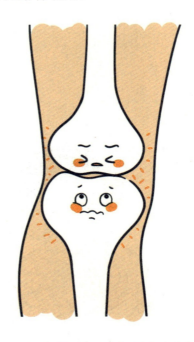

其实想想也知道，你在冬天时把外露的部位都保护得好好的，手有手套、耳朵有耳捂子，脸实在没办法，就一层层"打腻子"。对别的部位都这么好，却非要光着腿，对腿是不是太不公平了？

千里之堤，溃于蚁穴。冬天光腿，那腿就成了全身保暖的短板，冷的不只是腿自己，也可能会导致全身都跟着冷。看似只光着腿，其实全身保暖都不到位。

心血管疾病

当我们的身体感受到寒冷时，会启动应激机制，让心脏跳得更快、泵出更多血液好给全身带去温暖；同时也会指挥血管收缩，减少散热。长此以往，你的心脏负担会加重，更容易出现疾病。

肥胖

当我们的身体感到寒冷时，对食物、特别是高热量食物的需求量会大大增加。所以冬天大家爱吃烤红薯、爱围坐吃火锅、爱喝又甜又烫手的奶茶，这是必然的。不注意保暖的话，你会发现自己不知不觉中多吃了许多食物，身材也会跟着变化，对爱美之人来说岂不是得不偿失？

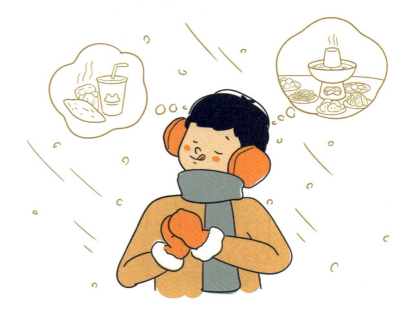

免疫力低下、便秘、月经紊乱

当我们的身体感到寒冷时，会优先集中资源保障供暖，特别是保障躯干、大脑等核心区的供暖。资源就像固定拨款，供暖项目获得的多了，免疫系统、消化系统、生殖系统获得的就都少了。

所以如果保暖不好，免疫力会低下，消化系统会降低功耗，甚至女性的月经也会紊乱，这些都是为了省出来资源让身体暖和。多穿一件衣服就能解决的事，何必搞成这样呢？

我仿佛听到有人问，那为什么那么多日本女学生冬天光腿呢？也没见冻坏很多日本人嘛。

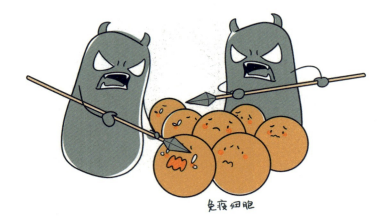

免疫细胞

　　这跟生活条件有很大关系。日本毕竟是发达国家,早在20世纪70年代就普及了空调和家用小汽车。三四十年前,咱们的父辈刚吃饱穿暖时,日本人就做到了在家暖烘烘,出门就上车,到了办公室和教室一样暖和。有这种条件,日本人冬天呆在室外面对寒冷的时间其实很短,冬天光腿的危害于是便降低了。

　　这种情况在我们国家其实也越来越普遍了。随着私家车的普及和冬天供暖设备的推广,越来越多的中国人也能够做到出门就上车、下车就进屋。这种情况下,冬天光腿也不是一定不行。

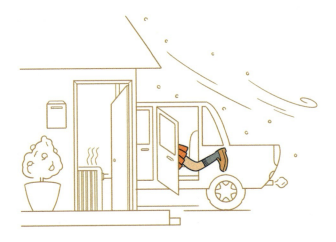

　　但从健康角度来看,还是建议大家在寒冷的冬天里每天也出门晒晒太阳、看看远方,活动一两个小时。在室外那会儿还是要穿件长款羽绒服,把腿包起来,毕竟是自己的腿嘛。

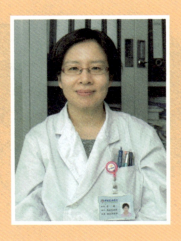

医学顾问

　　章璐,中日友好医院风湿免疫科副主任医师。美国梅奥医学中心风湿免疫专业博士后、北京大学医学部副教授、北京协和医学院硕士生导师,从事风湿免疫专业临床和科研工作20余年。2013年入选首批"中日友好医院青年英才计划",主持或参与多项国家自然科学基金课题,以第一作者或通讯作者发表SCI或核心期刊论文20余篇,兼任中华医学会生物免疫学会委员,北京医师协会风湿免疫专科分会理事,《中华临床免疫和变态反应杂志》中青年编委。

健康寄语

　　关节炎有很多类型,其中有些类型是很折磨人的。比如类风湿关节炎、痛风、强直性脊柱炎等,都会带来长期缓慢型疼痛,慢慢地让人在病痛中挣扎却又无计可施。我曾有位患者,14岁就确诊强直性脊柱炎,腰背疼了20多年,来找我求诊时已经忘记腰背不疼是什么感觉了。

　　但这位患者是幸运的,因为明确诊断是正确治疗的第一步,这一步他迈对了。这个世界上有临床经验丰富的风湿科医生和骨科医生,能清楚了解病人的情况,并在需要时进行相关辅助检查,包括血液化验、关节超声、X射线、CT和磁共振等。经过这一大串流程,绝大多数患者关节痛的原因都能搞清楚,也就能进行正规治疗。

对关节炎这样的慢性病患者来说,需要长期规律治疗、定期随访复查,根据复查结果调整治疗方案。另外需要了解相关疾病的预防保健知识,尽量避免那些让病情加重或反复的诱因,比如寒冷、饮酒、劳累等,让慢性关节炎和我们和平共处,免受关节痛的烦恼并维持正常关节功能。要有信心,现代医学的进步可以帮助关节炎患者享受和健康人一样的幸福生活。

第 4 章

合租，愣是给我整出心理问题了

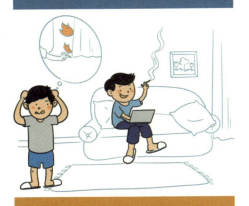

《老友记》《生活大爆炸》《欢乐颂》……

这些都市青年生活剧都曾经火爆一时，不少粉丝都连夜追更，里边不少人物更是成了形容词。比如《生活大爆炸》里的 Sheldon，几乎成了智力超群但不会与人打交道的极客代名词；《欢乐颂》里的樊胜美，则成了在大城市打拼，却被原生家庭拖累的符号性人物。

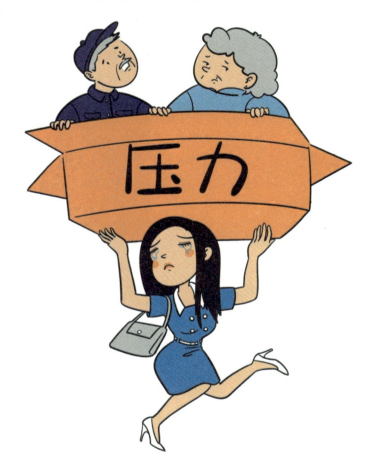

但有一点，在大城市居住过的人普遍觉得剧情有些假的地方，就是合租。在这些剧里，合租的室友亲密如一家人，仿佛永远也不会发生矛盾，能容纳十几个人的大客厅永远一尘不染，大家似乎永远都不用为谁打扫、怎么打扫而操心。

如果你家里没矿的话，毕业后很快就会体验到合租生活，到时候你就会发现真实的合租远远没剧里那么美好。硬件上，《爱情公寓》

里的大客厅永远不可能出现，就算你合租的地方恰好有一个，也一定会被隔成隔断间租出去；软件上，好室友比好对象还难找，遇到个素质低一点、爱占小便宜、爱甩锅的室友，分分钟气得你想打人。

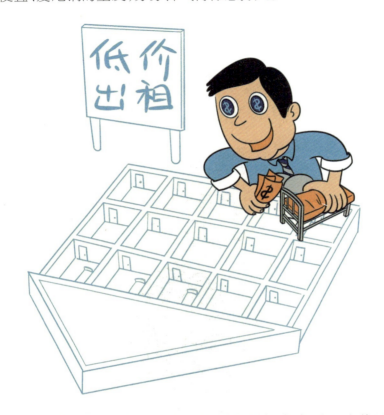

特别是人际关系上，合租的小伙伴各种麻烦事多了。公共区域谁打扫？水电网费怎么摊？按人头还是按房间？谁用得多谁用得少？经常会有争吵，一算起来就是一笔糊涂账。唉，写到这我又想起了自己的合租岁月，已经开始生气了……

我生气也就罢了，千千万万个合租男女可是真有被合租整出了精神问题的。2011年，华东师范大学心理学系有人对居住在合租房的人做了心理健康调查，让他们填写量表进行测试，分析发现这一群体的心理健康状况比全国平均水平要差，不少人有抑郁倾向。何止合租，2018年陕西师范大学的一项调查显示，中学有寄宿经历的学生心理健康状况也整体不如走读生。翻翻贴吧、微博、朋友圈，抱怨合租生活的帖子也一大堆，很少有合租一族觉得这种生活有多美好。

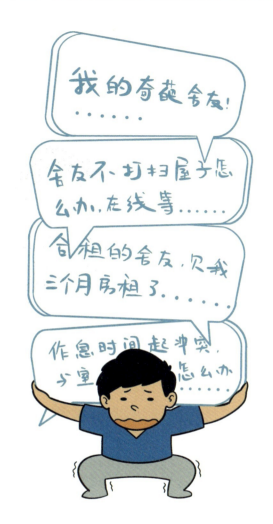

合租伤害心理健康,这不仅在现实中有事例支撑,在理论上也是有科学依据的。

合租反人性之作息冲突

第1章"究竟几点睡算熬夜?"里提过,当代大学生的一大冲突就是作息冲突。有人属于早睡早起的百灵鸟型,有人属于昼伏夜出的猫头鹰型,两种人住一间宿舍里,往往前者在后者的灯光与噪声中被熬夜,不得不顶着黑眼圈打着哈欠度过一天。其实"猫头鹰"的境遇也好不到哪去,熬到凌晨两点才睡,早上七点睡得正香,"百灵鸟"舍友起来叮叮咣咣一阵，这一天也就没法过了。

这事儿放在合租屋里，基本上同理。在一家一户的正常居住模式下，两个家庭之间隔着客厅、隔着大门、还隔着外边的走廊，就这还很难保证相互之间不会被噪声打扰；在合租甚至群租房里，两对情侣之间只相隔一堵薄薄的墙，没准还是打出来的木头隔断，那隔音效果就更没有保证了。一个屋檐下生活着喜欢早起做饭的、经常半夜游荡的、脾气不好老摔门的各色人等，规律作息完全就成了奢望。

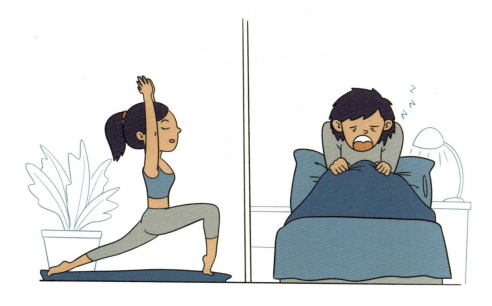

翻翻微博，经常看到这样的求助：

"合租室友凌晨做饭，影响休息，我该怎么说？"

"合租房里有人早上六点起床洗衣服，算扰民吗？"

"救命，合租的小姐姐半夜四点回来摔门，我要疯了……"

这个"疯了"不是开玩笑，完全有可能是字面意义上的疯了。每个成年人的生活作息不一样，都是经过长年磨合才好不容易形成的，磨合的过程充满了痛苦，稳定下来的作息则是身心健康的关键。在合租房里被人打扰，本质上是一种重新磨合，一方面要把痛苦重新经历一遍，另一方面也是把好不容易稳定下来的作息重新打乱，对精神健康的影响自然小不了。

斗转星移，当年第一批"北漂""沪漂""深漂"已经到了功成名就的年龄,不少人当上了公司老总,但很多人回忆起自己早年的合租经历,依然唏嘘不已,对不少人来说那是一辈子的"痛"。

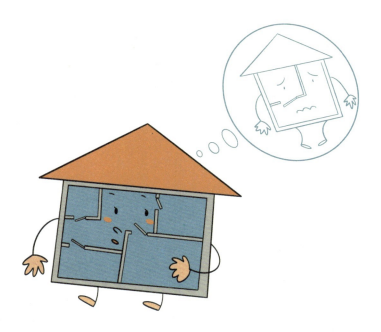

合租反人性之社交界限

从生物学上来说,很多动物相互之间都要保持一定的界限,肉食动物和杂食动物尤其如此。一方面,肉食动物占据足够的领地,才有足够的猎物可打可吃而不至于饿死,另一方面也防止互相之间的暴力行为。"一山不容二虎"就是这个道理,雌雄老虎也就勉强共同生活一段时间,两只公老虎是彻底生活不到一起的。

人对食物资源的需求量不比老虎低,英国研究机构统计显示,一个人一生吃掉的鸡鸭鹅猪在7000只以上;人有工具的加持,其所能造成的伤害也远超老虎,从本能上来看,人与人之间也会倾向于保持一定界限。

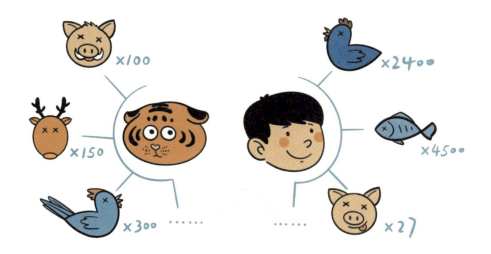

但人类又是靠着分工协作形成社会才爬到食物链的最顶端，不可能像老虎那样一人一个山头居住。经过漫长的磨合，人类选择了社会性居住，大家在一起形成村庄、城市等集合体，又通过法律、道德等社会规范保护这种界限。

不同地区文化不同，界限也有厚有薄。在号称"全员社交恐惧症"的芬兰，两个人等公交都得坐到长凳两边；在以热情奔放著称的西班牙，拥抱是人与人见面的常见礼节。但有一种界限绝大部分文化都有，那就是独立居住空间。无论是在中国还是在印度、芬兰或者西班牙，人们一般都以家庭为单位居住在独立的空间里，不同人混居的情况还是相对少见的。

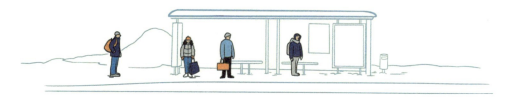

美国著名心理学家欧文·奥特曼（Irwin Altman）对人际距离有比较细致的研究。在他看来，私密性包含两层含义：第一，可以规避与其他人或群体发生作用，不想社交时可以不社交；第二，自己可以决定是否对别人开放自己的世界，不想让别人进来别人就进不来。

农村的一堵院墙、城市里的一道防盗门足以保障这两项权利。砌上了这堵院墙、关上这道防盗门后，首先你可以不用出去、避免社交，不用在邻居面前装笑脸;其次你还可以想不让人进就不让人进,这堵院墙、这道门背后的一切空间只属于你自己。所以院墙、防盗门差不多就是人与人之间的边界,其作用不亚于老虎的山头。

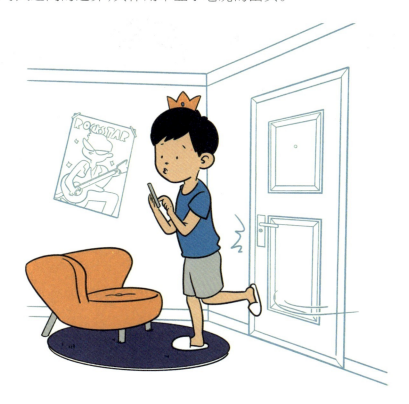

合租打破了这种边界,也剥夺了人的这两项权利。和邻居共处在一个屋檐下,你待在自己卧室里,别人在隔壁播放音乐、视频聊天的存在感却依然很强,时时刻刻困扰着你。有的黑中介为从租房人口袋里抠出最后一个铜板,甚至把房子打隔断群租给一堆住户,墙壁隔音效果奇差无比,甚至连邻居打个呼噜你都听得清清楚楚。

这就让人觉得没法掌控自己,想不对人开放时没法不对人开放,想不跟人社交时也没法规避。人的防御本能由此得到激发,时刻处在需要防卫的精神状态。

甚至连动物都不容易忍受这种情形。笔者曾经因需要值夜班,带着小狗在单位提供的两居室宿舍住了一段时间,小狗到了新地方第二天就习惯了。但后来宿舍安排有调整,另一间卧室住进了同事,小狗立即表现出强烈的不安,老是扒在门边龇牙咧嘴,还对笔者小声呜呜,仿佛在说"旁边有人!"。可见空间被侵犯是动物都不太好忍受的事情,兽犹如此,人何以堪?

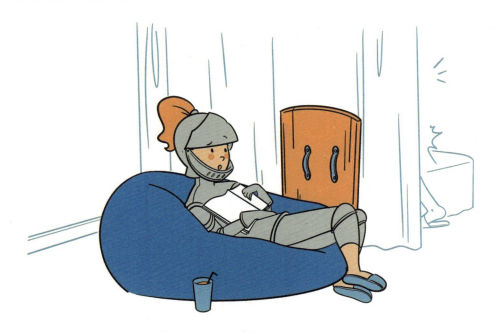

所以不夸张地说,合租这件事在本质上是反人性甚至反动物性的,精神压力大是人对合租的本能反应。生活在这样的屋檐下,时间久了,精神不出问题是偶然,出问题才是必然。

合租的精神压力:增加社交负担

合租者跟地铁同车厢的乘客、同场电影的观众有个共同之处,那就是有些东西是公用的,比如地铁上的座位和合租房里的洗手间。

公用的东西往往有着公用的弊端,用起来大家抢着用,维护起来你推我我推你,这在社会学上有个专有名词,叫"公地悲剧"。别的不说,光客厅的地谁拖、公共洗手间的废纸篓谁倒这事,就是你不管他不管,最后谁看不下去谁管。不管的人未必觉得占多大便宜,管的人则带着一肚子怨气。

别说合租室友了,就算一个家庭里的夫妻之间也要有空间概念。因为谁做饭、谁洗碗、上厕所时间长短走到离婚这一步的,也不是没有。但夫妻之间毕竟是利益共同体,互相容忍度高一些,问题也好解决一些。合租室友萍水相逢,相互之间就会计较,时间长了很容易闹矛盾。

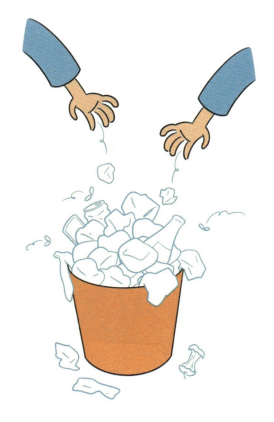

更重要的是,合租室友之间交流不多,很难制定明确有效的规则。人是社会性动物,对一时的付出与吃亏可以接受,但若缺少边界的话,就会担心产生破窗效应,对方得寸进尺使自己的权益一一失去。当室友在公共客厅里吸烟时,你反感的不仅是二手烟会对你健康造成伤害这件事本身,而是担心他既然能做出室内吸烟这种事,那会不会有更恶劣的情况发生。

当公共洗手间日益脏乱却无人清理时,你清理起来也不过举手之劳,但清理行为有可能带来责任堆积的后果。从社会心理上考虑,你会认为这是大家的责任堆在了你身上:今天是打扫公共卫生间的责任,明天会不会啥坏了都找你?

这一切对规则被破坏、自身权益受损的担忧,都增加了合租者的社交负担,自然会带来沉重的精神压力。

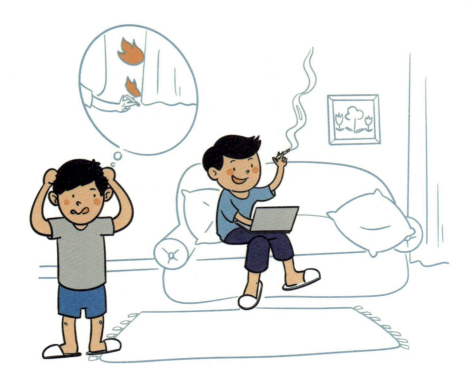

合租与经济状况

　　合租是一种无奈的选择。选择合租的毕业生，往往经济上还不够强大，这种对经济状况的焦虑往往与对租住条件的不满交织在一起，更带来了"成吨"的精神压力。

　　2014年，国家卫计委对北京、山东、广东等地近三万人进行了抽样调查，后来研究者分析得出一条结论："拥有住房产权的人心理健康水平显著优于无产权者。"

　　翻译过来，就是说有房的人更快乐。

　　这种快乐是因为住得更好吗？不，这种快乐来源于对房产的所有权本身。同样在2014年，同济大学对上海租房族的调查发现，租房住的人住房条件越好，心理健康水平反而越差。这个道理也不难懂，因为租房的人住得越好，就意味着他要交更高的房租、付出更高的成本去"打水漂"。搁谁谁不焦虑？

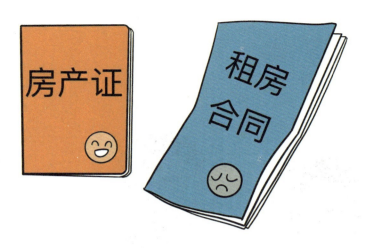

　　而且这事中外区别不大。2017年，澳大利亚学者对本国租房族做了调查后，发现房价上涨有利于业主的身心健康，而不利于租房者的身心健康。房价、房租上涨甚至会导致租房者变胖，因为他们忙着赚钱付房租，就没空进行体育锻炼了。

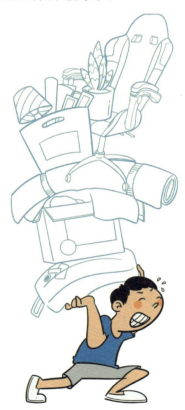

这调查没毛病，想想看，你租了一年的房子，房东跟你说要么涨价，要么你明天搬家，你啥心情……

在整个租房人群中，合租一族的经济实力又处于下游。还记得咱们在本章开头提过的《欢乐颂》吧？这部都市生活剧于2016年火爆全网，其中樊胜美这个角色更是成为一代经典。樊胜美出身于小城镇，家里有一双重男轻女的爸妈和一个不争气的哥哥，哥哥不仅不挣钱，连买房的钱都要靠妹妹出。

樊胜美一边在都市上班挣份死工资、合租在一间由客厅隔断出的卧室中，一边还要花费大量钱财接济父母与哥哥，甚至不得不刷脸借钱给家中打款。在这种条件下，心理健康出问题几乎是迟早的事。

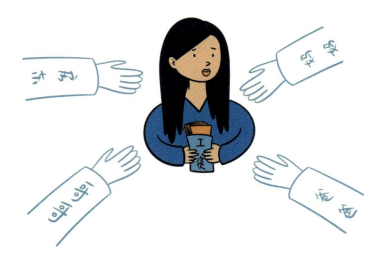

或许是为了舞台效果，剧中樊胜美住的隔断屋条件还比较好，但现实中这种隔断谁住谁知道，阴暗潮湿、终年不见阳光，要多恶劣有多恶劣。住在狭小的合租屋里，接着家里哥哥催款的电话，相信谁都会抑郁。

好在随着社会发展，这一问题正在逐步解决。2016年中央经济工作会议提出"房住不炒"以来，北、上、广、深等大城市保障房建设步伐明显加快，也出台了一系列措施控房价、限制房租上涨。有了社会各方共同的努力，相信将来年轻人初到大城市时，有望住在更有保障的公租房里，而不是挤在合租屋里。

愿天下住者皆有其房。

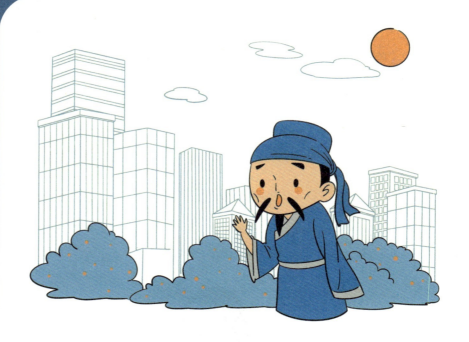

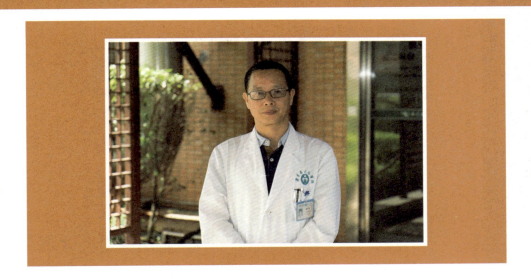

医学顾问

　　谢永标，广东省人民医院心身医学科主任、教授、硕士生导师、心理治疗师。现担任中国医师协会精神科医师分会危机干预工作委员会副主任委员、医患关系工作委员会秘书长，广东省医学会心身医学分会副主任委员，中国首批认证巴林特小组组长，广东巴林特联盟创建人。

　　从事心理、睡眠医学近30年，对于青少年和成人生活事件带来的心理冲突，常见的焦虑抑郁、睡眠障碍、双相情感障碍，难以解释的功能性躯体不适等疾患具有丰富诊疗经验和干预技能，擅长从整体医学模式的视角为疑难患者提供综合干预策略。

健康寄语

　　从古到今、从南到北，中国人安顿下来的第一件大事就是盖房子。只要条件允许、面积足够，最好还有一座带有围墙的院子，那才心满意足。由此可见，对家庭和个人的私密性需要是刻在我们文化基因里的，甚至可以说就是刻在我们生物基因里的。

　　但城市化的进程改变了这一切。城市不断吸引人才进来打拼、寻梦，从家庭的一部分成为离家的个人，在梦想还没有实现的时候，合租就成为暂时的选择。和陌生人共同生活在一个密集的空间，性别、个性、习惯、工作方式都可能不一样，极有可能会构成一个张力十足的小社区，社交压力、公共责任分担、生活习惯和工作方式都可能引发冲突，从而成为日常生活中的心理健康问题诱发因素。

再加上合租者多半相对年轻，自我调节的力量、可获取外界帮助的资源不足，合租酿成心理健康问题的可能性就更大了。所以，合租者在选择房源及合租室友的时候，有必要适度调整对合租生活的预期；有条件的时候，还需要尽量多了解求合租者的个人信息，挑选作息习惯相近的合租室友；在遭遇矛盾的时候，更要主动沟通协调，给自己一些时间外出放松，在有限的空间创造自我舒适圈。

无论你住在多让人难受的合租房里，都要对自己有信心，努力拼搏，自己的房子不是梦。如果心有余力，不妨在心里后退一步，把自己变成观察者，感受这拥挤的小空间里呈现的大千世界、人间百态，让合租岁月成为自己迈向星辰大海征程的心理养分。当你住进属于自己的房子，再回望那段拥挤的青春岁月，或许会有别样的感受。

第 5 章

我这是工伤胖！

再说一遍，工伤！

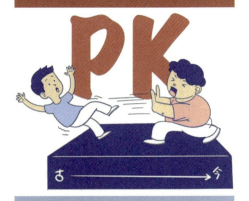

踏入职场两三年,回头看看,你跟当初那个"小白"相比都有什么方面增长了?

你的工资应该涨了不少,进入了相对稳定的上升通道;你的居住面积或许也涨了,从最早合租一间次卧到整租一套,或者干脆啃老买了自己的房产;甚至你家的人口数都可能涨了,有些猴急的已经走入了婚姻的殿堂,特别猴急的干脆开始孕育新生命了。

还有一样,几乎人人都涨了,那就是"吨位"。工作两三年后,大家回看自己刚入职那会的照片,基本都会发现脸圆了不少;低头看腰间,皮带已经往外调了不止一格;下决心踩上体重秤,不会撒谎的机器报出一个冷冰冰的数据,让人听了面红耳赤。

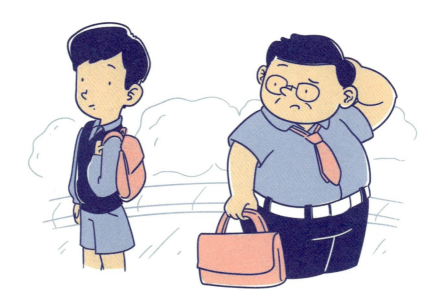

2013年《中国青年报》调查了2848位职场人士,其中有84.8%的受访者表示踏上工作岗位以后体重增加,有33.2%的人直接飙到超重。这其中,工作3年左右是变胖的高发期,超过1/4的人体重比刚入职时增加了5千克。

而且发胖这事让人觉得很冤枉,工作越努力往往越容易胖,让别人看了还以为生活有多安逸呢!想想都不值,你明明天天加班到深夜,却越来越肥头大耳,让人误会成天天吃了睡睡了吃,还有天理吗?!

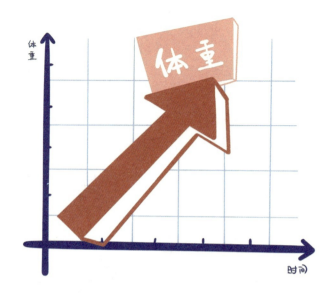

所以在2017年，央视报道"胖是一种普遍存在的工伤"，引发全国上班族的共鸣。就算没到工伤那地步，过劳也妥妥是造成肥胖的"元凶"。

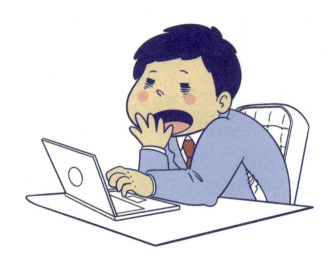

那么问题来了，为什么过劳容易胖呢？

过劳肥之一：缺少运动

今天咱们说到"过劳"，很少有人脑子里浮现出一个精壮的大叔在锅炉房抡大锤的画面。大部分人看到这个词，想到的是格子间里一坐一天的

"白领"，或者流水线前一坐一天的"蓝领"。

这两位同样是干了一天活，累得回家倒头就睡，但运动量可差远了。大叔每天抡大锤，进行的是高强度体力劳动，消耗的热量更多，格子间里的"白领"敲字、流水线上的"蓝领"组装东西，进行的是低强度体力劳动，消耗的热量要少得多。再加上现今生活好，吃的基本都有鱼有肉，一肚子热量消耗不了，发胖是正常的，不胖反而没天理了。

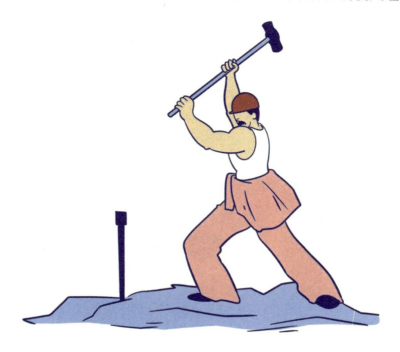

所以你看，抡大锤的大叔留给世人的形象往往是肌肉饱满、精神蓬勃的，全身充满一种力量美学；而格子间与流水线上的上班族，能让人记住的只有日益增大的腰围与隆起的小肚腩。早在2012—2013年，南方医科大学对24159人发放调查问卷，其结果就显示，静坐少动是一种不良生活方式，能引起日常能耗过低，从而导致肥胖、危害健康。

而且能耗低和肥胖是一个恶性循环，肥胖人群的能量更不容易消耗掉。2021年，江苏省体育科学研究所、北京体育大学和南京体育学院三方联合开展的一项研究显示，无论是男性还是女性，体重从正常、超重到肥胖的变化过程中，在平躺、久坐、睡眠和运动时，代谢当量的平均值都会逐渐减小，也就是代谢得越来越慢的意思。

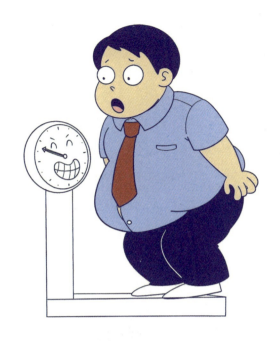

　　雪上加霜的是，人一旦进入超重、肥胖的慢车道，运动减肥的效果会变得更低。同样是在2021年，中科院研究团队调查了1750名成年人，发现虽然肥胖者运动可以燃烧热量，但他们身体的基础代谢却会随之减少，这样使得整体燃脂效果大打折扣。这支研究团队给出的结论是，人体在发现运动大量耗能时，会在别的方面节省能耗，所以运动减肥并没有那么容易。

　　一句话，当代上班族久坐不动容易胖，一旦胖上去，哪怕运动也很难瘦下来。当通过大量运动减肥却少有成效时，得要多强的自制力才能继续走进健身房？有几个人能做到？

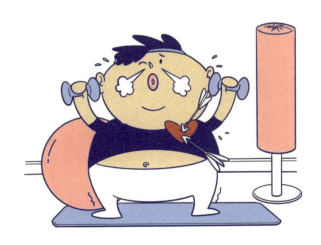

过劳肥之二：精神压力大，内分泌紊乱

除了肉体被困在几平方米的空间里，上班族还要承受巨大的精神压力。

这种压力的一个重要来源是攀比和"内卷"。小张拿了今年的优秀员工；今天领导又夸小王干得好，还暗示我不行；对面的翠花跟我撞衫，为啥觉得她比我穿着好看；旁边的二丫买了最新款的"爱疯"（iPhone），我也想换，但没钱……

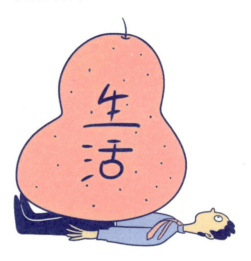

种种事情层层叠加，自然让上班族精神承压。2017年，前程无忧招聘网站对22935名工作2年以上、年薪超过10万元的职场人士进行了调查，高达93%的受访者觉得有压力，其中26%觉得压力大到无法承受，41%则觉得可以勉强承受。这种精神压力又会反过来结结实实地作用在肉体上，造成肉眼可见的物理伤害。

人在遇到压力的时候，大脑会指挥身体释放多种激素，其中有一种由肾上腺皮质分泌而来，叫皮质醇。血液中的葡萄糖几乎是咱们人体细胞获取能量的唯一直接来源，这种激素却一只"手"拿着一面"小盾牌"，阻止血液中的葡萄糖进入细胞中。这种情况下，身体只好继续向大脑发出"饿"的信号，食欲也就大增，继续摄入更多的能量，因此也更容易肥胖。

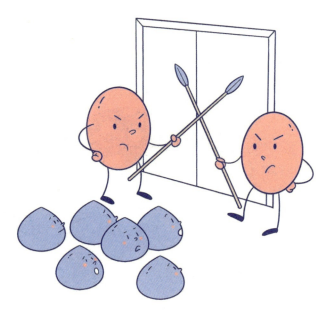

　　偏偏这种激素另一只"手"拿着一根"小鞭子"，不停催促肝脏分解糖原，把更多的葡萄糖释放到血液里。血糖一高，大脑得到信号，就会分泌更多的胰岛素到血液里去降血糖。但皮质醇和胰岛素在脂肪合成方面效果相反，胰岛素促进脂肪合成，但皮质醇却促进脂肪分解。然而身体不同部位的脂肪组织对这两位的敏感性还不同，最后导致的结果就是：四肢的脂肪被分解，然后再沉积到躯干部位。

　　所谓"向心性肥胖"，就这样由压力催生了。而向心性肥胖，也就是我们说的大肚子。这类肥胖更容易引起胰岛素抵抗和高血糖、高血脂、高血压等代谢性疾病，危害更大，而且产生这类疾病之后就更难把体重减下来了。

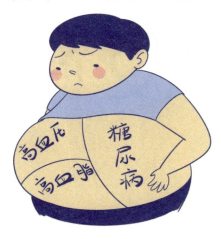

如果皮质醇长期发挥作用,胰岛素分泌来不及,或者长期下来胰岛细胞已经过分劳累导致损伤,血糖就容易上去下不来了。所以说,压力大不仅会让人食欲增大、腰围增大,还会增高得糖尿病的风险。

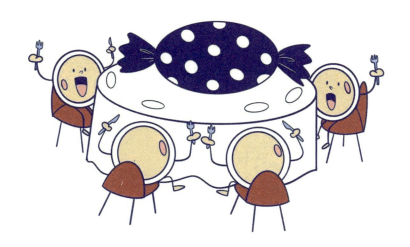

过劳肥之三:夜宵与奶茶的故事

据在互联网大厂工作的同学说,他们有时候是比较乐意加班的。倒不是他们多热爱"码农"这份工作,而是晚上加班有实实在在的诱惑。

作为对员工的激励,大部分互联网大厂都有自己独具特色的食堂,并在晚上八九点提供免费夜宵。这也是各家餐饮团队比拼才艺的时刻:西北的手抓肉、广东的老火靓汤、上海的生煎、很多人都爱吃的酱肘子……只有你想不到,没有他们做不到。

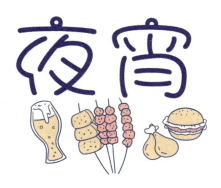

不好意思跑题了,我差点忘了咱们这一章是讲啥的了。不要被

好吃的蒙蔽了双眼，咱们要探讨的明明是"过劳肥"或"工伤胖"！2019年，"饿了么"和"口碑"联合发布外卖报告，当年最晚的一笔外卖订单就来自于一家互联网企业，接近凌晨5点还在送。这算是极限了。11点、12点、1点吃夜宵的很正常。

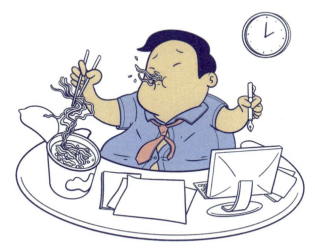

经过几百万年的进化，咱们人类的身体早已适应了白天黑夜双模式。白天开启大吃大喝模式，摄取的热量足以支持人活蹦乱跳；晚上进入睡眠模式，晚餐少摄入热量，维持睡眠时降低的功耗。加班到半夜，吃下一肚子夜宵，身体却没有啥剧烈运动，这些热量消耗不掉就会转化成脂肪细胞，储存在你的脸上、肚子里、腿上，你自然就胖了。

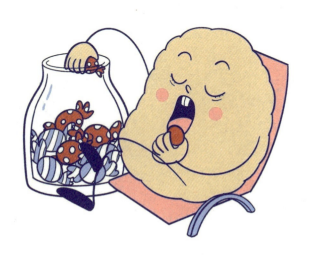

而且晚上加班，第二天一般都打不起精神。为了提神，当然也是因为好喝，不少上班族只好大杯灌奶茶。据2018年极光大数据统计，两种知名奶茶的消费人群中，一线城市白领占比基本过半。

奶茶是高热量饮品，更何况现在的奶茶店为了让顾客拥有"赚了"的良好感觉，都在竞赛式地往里面加料。珍珠、芋圆、龟苓膏、烧仙草……最后做出来的奶茶与其说是茶，不如说更像一碗"敦实"的八宝粥。

有了前一天的夜宵打底，今天又来杯高热量的奶茶八宝粥，身体摄入的热量能不超标吗？"不喜欢喝奶茶的白领不是好'肥宅'"，这句话可不是白说的。

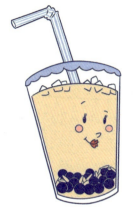
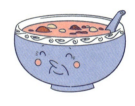

摄入多、消耗少，再加上内分泌被打乱，过劳就这样在不知不觉间"搞"大了我们的肚子，让一个个精神小伙、小姑娘变了模样。请注意，肥胖可不仅是个观感问题，更是个严重的健康问题，是导致糖尿病、高血压、心脏病、脑中风等一系列疾病的高危因素。如果你踏入职场几年后发现自己体重、腰围涨得比较快，一定要注意，尽量把过劳肥消灭在萌芽状态。

想避免过劳肥，根本问题当然在于减少加班频次与时长，但这个不是咱们说了算的。在依然要加班的前提下，不妨从自己身上想办法。从输出的角度，坚持体育锻炼，增加热量消耗；从输入的角度，注意膳食营养，荤素搭配，少吃高油、高糖、高脂食物。

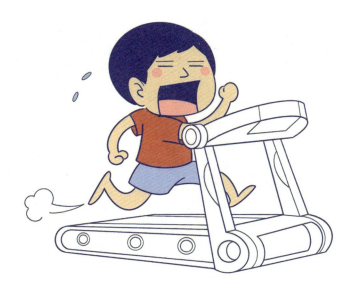

　　如果你这些都做了,依然减不下来的话,不妨换个思路。某种意义上,减肥也是一种反生物本能的行为。毕竟人类过上人人吃饱、普遍发胖的日子不过几十年,在人类进化成人类以来的几百万年里,大部分人还是为果腹而终日奔波。经过残酷的自然筛选,我们的身体已经进化出了备荒的本能,一有机会就要储存脂肪。你的祖先要没这点天赋,可能都生存不下来,今天就不会有你。

　　从这个角度想想,是不是好受多了?

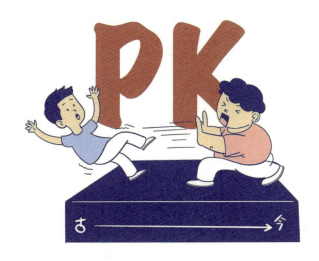

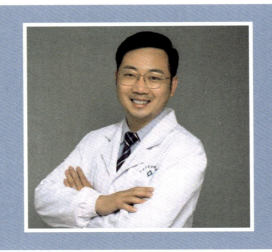

医学顾问

孙许龙，医学博士，中南大学湘雅三医院减重代谢外科医师。从事减重代谢外科临床工作8年余，擅长袖状胃切除术、胃旁路术治疗肥胖及2型糖尿病等合并症治疗。长期开展减重代谢外科科普工作，其与新华社共同组织开展的"三湘第一胖"手术直播活动，在线观看人数达到150万；其报道在新华社海外主账号向全球发布。2021年获评"湖南省优秀健康科普工作者"。

健康寄语

有话讲的好，"一胖毁所有，一瘦解千愁"。但是在现代社会中，特别是现代的工作方式，却让肥胖更容易发生。无论是久坐少动、熬夜少觉或者是压力应激，都让肥胖越来越容易成为一种现代工作方式的副作用。

即使如此，"躺平"仍不可取。在与肥胖斗争的过程中，如果你们有时间有精力在健身房挥汗如雨，自然很好；更多时候，调整好情绪，睡好觉，饮食均衡且稍微节制，对体重管理也大有好处。此外，如果一定要推荐什么方法，我的建议就是，靠自己选择一个可以坚持终身的方法，因为坚持和习惯才是最好的方法。对于体重管理，长期主义最重要。

第6章

每一场应酬的背后，你的身体都在求救！

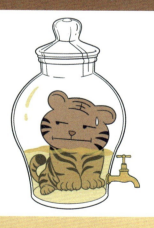

在职场待久了,你会发现总有一些似是而非、模棱两可的话,让人听了觉得好像有道理,又好像什么都没说。

"小酒怡情、大酒伤身"就是这样一句话。都说适量饮酒有益身体健康,问题是究竟喝多少酒才算"适量"呢?"小酒"与"大酒"、"怡情"与"伤身"的分界线又在哪里?

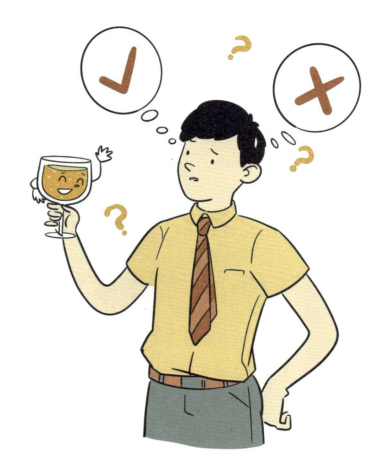

要回答这个问题,得先从酒精本身的作用讲起。酒精对生命整体来说并不友好。生物细胞内都充满了液体,细胞膜内外表面更是各有一层液体才能保证细胞生存,这两层液体叫水化层。酒精与水能以任意比例互溶,能破坏水化层、导致蛋白质变性。

至于没有细胞结构的病毒那就更惨了。绝大部分病毒就只有一层蛋白质衣壳包裹着遗传物质。酒精具有强烈的刺激性,会诱使接触到的蛋白质变性,所以大部分病毒一碰到酒精就完蛋。酒精之所以能用来杀菌消毒,就是这个原理。

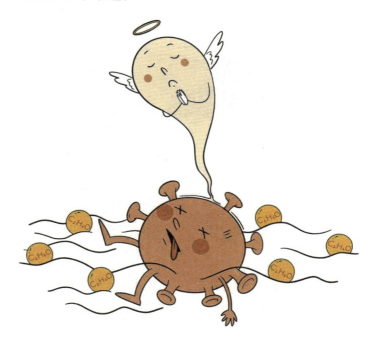

咱们身体有皮肤保护,体外接触酒精不会有什么伤害。但喝酒等于开门揖盗,让它零距离接触体内细胞。从酒精入口的那一刻起,一场破坏之旅已经拉开了帷幕。

口腔:答应我,千万别搜索口腔癌的照片啊!

酒精入口,首先要经过的自然是口腔,在这里会遇到三个老朋友:味蕾、口腔黏膜与牙齿。味蕾在舌头上,相当于试吃员,每当有吃的喝的进入口中,味蕾都会伸出"小爪爪"取样感受一下,然后把味道报告给大脑。遇到甜的、香的等好吃的食物,大脑就指挥口腔周围肌肉开开心心往下咽,遇到苦的、坏的等可能有毒的食物,大脑就指挥着赶紧吐出来。

但酒精的刺激让味蕾觉得"超纲"了,只好降低活性防止被放倒,喝完酒吃菜没味道就是这个道理。长期喝酒的话,味蕾就长期处于低活性状态,习惯了味觉也就失灵了。

此外,口腔表面覆盖着一层口腔黏膜,这是人体对外界的一道保护墙,能源源不断地分泌唾液,杀死细菌、病毒等微生物,不让它们进入体内"作妖"。酒精能不断刺激口腔黏膜内的上皮细胞,长期饮酒可能诱发其癌变,导致口腔癌。

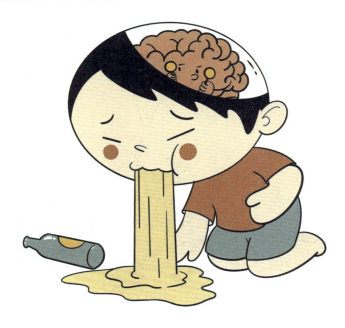

　　友情提示,口腔癌不仅折磨人,而且毁容毁得厉害,请你一定要管住自己发财的小手,别搜索口腔癌的照片啊!

　　酒里还含有糖分,喝酒四舍五入约等于吃甜食,糖分留在牙齿缝隙里也会引起蛀牙。不信你看看,长期喝酒的人,可曾有一个牙齿好的?

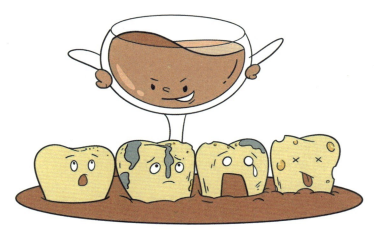

食道&肠胃：呕吐的滋味，他们最能体会

被咽下去后，酒精开始穿过食道进入胃，再进入小肠。和口腔类似，这三个地方也各自有一层黏膜覆盖在表面，起到保护器官本身、消化食物的功能。遇到酒精这个混世魔王，这些黏膜都会进入一级战备状态，血流大幅度增加以应对这个敌人，所以长期饮酒会导致食道、胃、肠的黏膜长期充血，甚至发展成慢性炎症、胃溃疡、胃穿孔。长此以往，食道、胃、肠的癌变概率都大大增加。

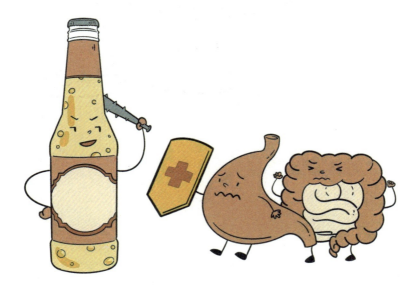

特别是对胃造成的伤害大，如果饮酒过量，胃甚至会直接启动防御模式，让酒精从哪里来还到哪里去。翻译成现代汉语，就是会呕吐出来。呕吐是一个听着就让人觉得酸的词汇，它会让胃酸返流进入食道，食道在酸的刺激下更容易癌变，让人经历长期的痛苦过程。

短期"痛快"的也有，醉酒后神经系统受到抑制，呕吐物进入口腔无法排出，很容易堵塞呼吸道导致窒息死亡。北方的冬天，室外曾有醉汉倒在一堆呕吐物中，第二天清早才被人发现，死得很可怜。

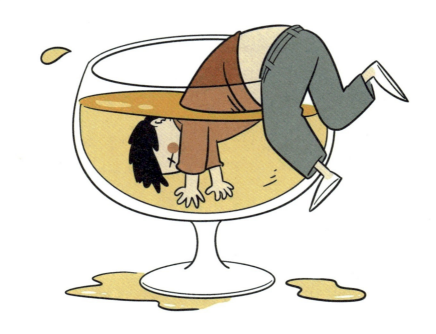

心：卷起来，卷到死！

被胃和小肠吸收后，酒精进入血液，通过大大小小的血管流遍全身。酒精接触血管壁后，首先会麻痹血管平滑肌让其放松再放松，这样血管就会在短时间内扩张，人就会有热的感觉，血管扩张了，流速变慢了，血压就会下降。有些说法教人冬天喝酒御寒，还有人声称喝酒能降血压，就是这个道理。

但这两种说法你可千万别信，因为酒精多了又会使血管收缩，你会浑身变冷不说，血压也会飙升回去。如果你在风雪中没有别的食物补充，喝酒只会让你冻僵得更快。而且血管紧了，为让血液流遍全身供能，心脏只好更加努力地工作，承受了它这个小身板本不该承受的重担，用个时髦的词形容就是"内卷"。小马拉大车当然会累，时间久了就会生病。

饮酒后，你是不是感到面红耳赤，小心脏扑通扑通跳得更快，恭喜你这可不是心动的感觉，是酒精让你的心跳加速了。心脏跳得更快，心脏自身需要的氧气就更多，所以一些有高血压、心律失常疾病、冠心病的人喝酒后容易发生猝死。

19世纪末,有德国病理学家通过解剖尸体发现,长期饮酒者心肌明显增厚、心脏变得肥大,后来根据病例来源地分别称之为"图宾根葡萄酒心脏"与"慕尼黑啤酒心脏"。听起来挺有异域风情的,但谁疼谁知道。

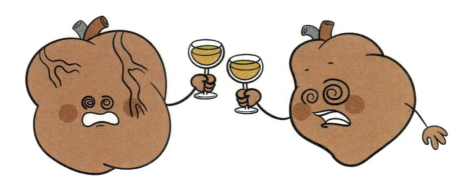

脑:要不要晕给你看

人类的大脑非常娇嫩,要一刻不停地从血液中获取葡萄糖燃烧供能,供血少了脑细胞会罢工,分分钟晕给你看,掐断供血5分钟更会"死翘翘"。为什么突发心脏病那么可怕? 就是因为心脏稍微罢工一会都会引起大脑缺血损伤、甚至死亡。

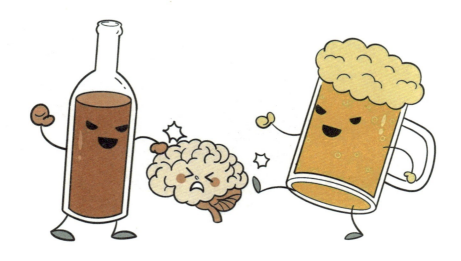

所以喝酒引起血管收缩对大脑是个极坏的消息。如果大脑供血不足,

人的智商会自动下线,注意力、记忆力、判断力都会下降。长此以往,"聪明"的智商就彻底完蛋了,再也没法重新占领高地了。《英国医学杂志》曾经对550位受试者进行了长达30年的研究,发现每周摄入酒精250毫升左右的人,海马体萎缩的风险是不饮酒者的5.8倍。2022年3月,《自然》杂志发表美国宾夕法尼亚大学的研究成果,确定大量饮酒会导致脑容量减小。

而且脑细胞"编制"宝贵,一共只有140亿—160亿个,人成年后数量就完全确定了,没法再生。为了保护脆弱的脑细胞,大脑与血液之间有一层屏障,防止血液中除营养以外的物质进入脑细胞搞破坏。偏偏酒精能突破血脑屏障,直接对脑细胞进行杀伤,死一个少一个,喝酒喝多了,大脑也就萎缩了。

肝&肾:主要是累的,歇也歇不过来

肝脏是人体最大的解毒器官。酒精在身体里游荡了一圈也破坏了一圈,最后兜兜转转都会来到肝脏,在这里被分解掉。

但肝脏的处理能力是有限的,酒精占据生产线,分泌胆汁、消化其他食物的功能就会受到影响。饮酒过量则等于给肝脏持续增加负担,让肝脏不得不"996""007",换谁这么干也受不了啊!

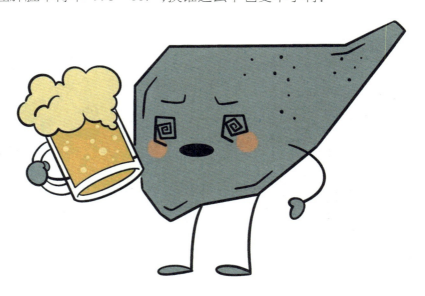

更何况，酒精被氧化分解时会生成大量还原性辅酶I，这可是合成脂肪的"上等原料"，会促进脂肪在肝脏上的堆积，堆积久了就造成酒精性脂肪肝，简称酒精肝。在酒精的刺激下，肝脏先是出现大量脂肪变得肿大，随着肝细胞慢慢被破坏失活又会缩小、变硬，直到出现肝硬化、肝腹水。一般到了这一步，人就离急救室不远了。

跟肝不同的是，肾并不负责处理酒精，本可以逃过一劫。不幸的是，酒精能加速蛋白质分解，这一过程走肾不走心，所以喝酒同样会给肾增加额外负担。蛋白质分解的产物是尿酸，过量饮酒的话会导致尿酸升高，血液中长期高尿酸会引起肾脏的损害，出现痛风性肾病。如果再接着喝，会出现蛋白尿的情况，尿在水里会泛起啤酒一样的泡沫；到这个阶段如果有人"头铁"，还要硬喝，那就可能出现肾功能不全或坏死的情况了。

所以你看，从入口那一刻起直到离开，酒在身体内无时无刻不在造成伤害。世卫组织早已将酒精列为一级致癌物，几乎每年都会强调其危害。2018年，世界权威医学杂志《柳叶刀》上的一篇论文，就对这个问题做出了回答。这一论文课题组耗时两年，对全球195个地区的2800万患者数据进行分析得出结论：

每一滴摄入体内的酒精都在消耗生命，安全的饮酒量是零。

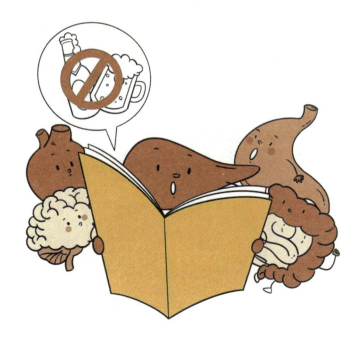

2021年，《柳叶刀》通过总结过去一年的数据，确定了在2020年有超过74万个癌症病例与饮酒有关。

这还是在正规饮酒的情况下造成的伤害。在现实中，一些花式喝酒法，更让酒精的伤害倍增。

泡药酒

人参、虎骨、毒蛇、附子……不知道哪来的民间偏方，把这些无辜的动植物泡进了高度烈酒里，封存个几年乃至几十年。烈酒泡人参，只会让人参中的蛋白质变性，失去原有的营养价值；烈酒泡虎骨，那是买卖国家一级保护动物制品，有可能会喜提"银色手镯一副+看守所七日游"；烈酒泡附子等带有一定毒性的植物，不会以毒攻毒、只会毒上加毒，让你喝几口就一命呜呼。

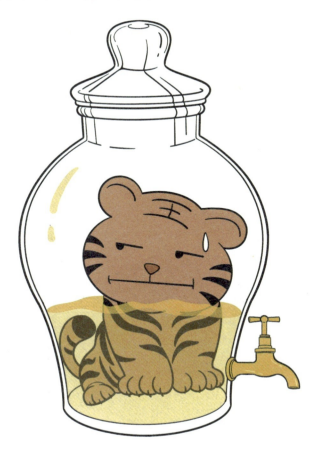

烈酒泡毒蛇就更危险了,蛇是爬行动物,能把自身代谢降到很低。如果药酒罐没密封好,那毒蛇在酒里昂着头活几个月不是问题。从东北地区到广东,都有过有人开坛喝蛇酒却被蛇咬的报道,而且酒精可以短时间内扩张血管,让蛇毒更快地遍历全身。要想保住小命,还是别去招惹蛇的好。

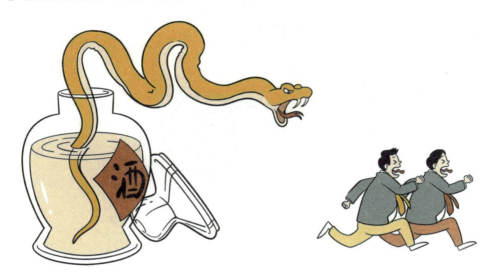

自酿酒

自家搭的葡萄架、自家种的葡萄、自家酿的葡萄酒,听起来颇有田园风情,自带文艺光环。问题是酿酒很容易产生甲醇,而工业化酒厂里有一整套工序去甲醇,在家可没这条件。甲醇有剧毒,误饮轻则头疼、重则失明、再重丢命。每年都有喝自酿酒喝出事的,你可千万别做下一个。

或许你会问了,酒既然这么不好,为什么还有那么多人爱酒呢?这个首先在于酒精的欺骗作用。酒精是个高明的骗子,能促使我们的大脑分泌多巴胺,从而让我们感到愉悦,这跟看到帅哥美女、吃到好吃的有类似的效果,长期喝酒更会让这种愉悦的门槛越来越高,酒精成瘾正是这个原理。

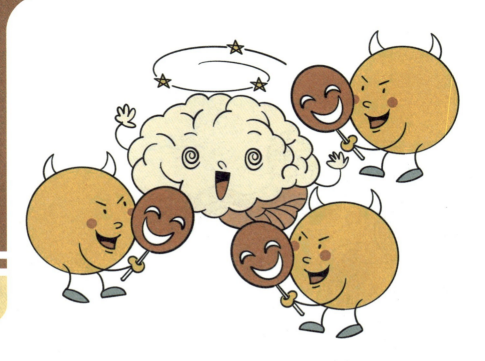

　　而且酒精是酒精,营养是营养。有研究表明,葡萄酒中含有白藜芦醇,这在一些实验中有抗氧化作用;醪糟是大米经过发酵而来的产物,含有丰富的蛋白质。一些营销号宣称"适量饮酒有益健康",就是拿这些成分说事。但营销号不会告诉你,红酒、醪糟里对身体有益的是酒精以外的部分,不喝酒,吃别的食物照样能获取这些营养。

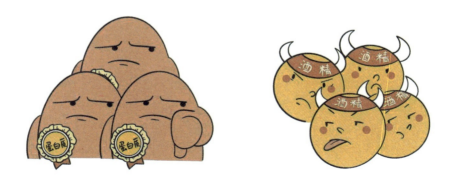

　　下次再有人劝酒说"小饮怡情、大饮伤身",你就得掂量掂量了。要真不想喝,不妨也整两句拒酒词还回去。以下这句就不错,拿去用别客气:

"只要感情有，喝啥都是酒！"

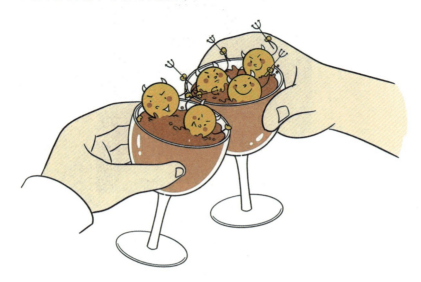

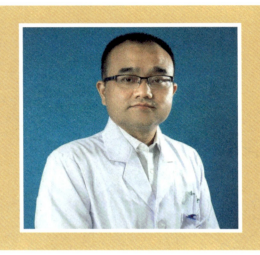

医学顾问

  谭秦东,执业医师,新浪微博百万大V,中国医药教育协会移动医疗专业委员会委员,曾任中国微循环学会转换医学专业委员会副秘书长,在国内多家顶级媒体发表科普文章数十篇。

健康寄语

  自古以来,酒就在人类生活中扮演着很重要的角色。欢乐时,酒是一种庆祝,亲朋好友聚在一起把酒言欢;忧愁时,酒是一种宣泄,独酌两三杯借酒浇愁;重大场合也少不了酒的身影,觥筹交错中多少重大事件被敲定。

  但从今天的科学眼光来看,酒的意义是外界或多或少强行赋予的,酒本身的基本作用就是麻痹我们的大脑和神经。庆祝时酗酒,可能乐极生悲;借酒浇愁,只会愁上加愁;在酒桌上做决定那就更麻烦了,晕乎乎的脑袋想出来的招,十有八九都是昏招。看了本章科普,想必大家也对酒有了更深的认识,这玩意儿进入人体之后几乎是走一路破坏一路。说到底,酒精本来就不是什么对生命友好的物质,人体只是偶然间获得了消化酒精的能力,但这种消化是要付出高昂代价的。

  老有人说喝酒要适量,其实酒精没啥安全剂量。少喝酒、能不喝就不喝,才是对自己健康负责的活法,也是自律的态度。

第 7 章

近视 600 度，发展下去会瞎吗？

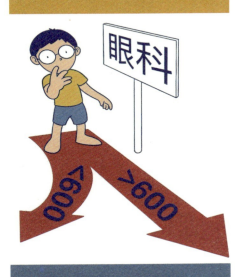

近视，已成越来越普遍的问题。任意走进一所中小学，近一半的学生都戴着眼镜，高中近视率更是高达八成。站在讲台上对着全班拍张照片，照片上到处都是反光，一闪一闪亮晶晶，满屋都是小眼镜。

官方数据也显示，青少年近视率自从1985年起就一路上升，到2020年已经达到52.7%，其中小学生为35.6%，高中生为80.5%。

更可怕的是，近视度数还会随着年龄增长而加深。如果小学一年级近视100度，每年增长50—100度，十几年学上下来也会有很大概率达到七八百度，高度近视没得跑。

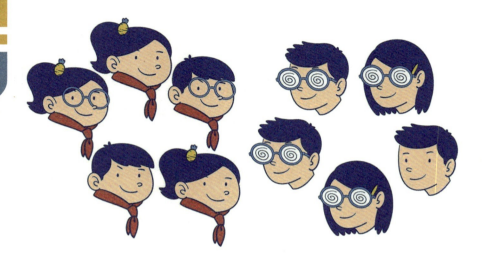

那么问题来了，如果近视度数深了，人会失明吗？

要回答这个问题，得先看看人类眼睛的结构。人类的眼睛在结构上跟相机有点像，最前边是一个凸透镜当镜头，叫作晶状体。控制晶状体的叫悬韧带与睫状肌，眼球表面有一层透明的盖子保护，叫角膜。外界光线就是通过角膜射进晶状体，才进入人类眼睛的。

从晶状体往里，有一些像果冻一样的透明物质，这叫玻璃体，也是眼球的主要填充物。玻璃体再往里，就是眼球最里层，这里有一层膜叫视网膜，后边，连接着视神经，通往大脑。

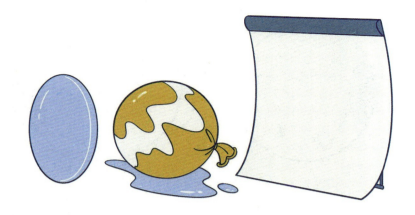

外界来的光线透过晶状体这个镜头,再穿过玻璃体这块全透明果冻,到达视网膜这块"屏幕",再被翻译成电信号通过视神经传给大脑。这样就构成了一个完整的视觉通路,咱们也就看到外部世界了。

晶状体、玻璃体、视网膜等一切眼睛的部件,都封装在眼球里。眼球的外形跟鸡蛋有点像,都是个椭球体;大小也跟鸡蛋差不多,长直径在24毫米左右;而且跟鸡蛋一样很有弹性,在眼睛周围及内部肌肉的调节下有一定可塑性。比如看远处时,晶状体会变得薄一些,看近时又会变得厚一些,这样可以对光线的路径进行微调,保证人能看清楚。

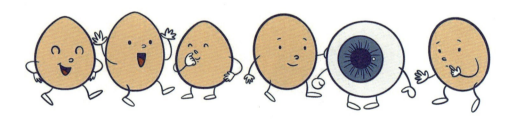

这个星球上大约有20多亿人的眼球发生了变形,"鸡蛋"变得更加细长。这样一来他们看远处时,无论晶状体调节得多么努力,外界物体成的像都会落在视网膜这块屏幕的前端,看什么都得靠近了瞅,所以叫近视。相对应的,还有差不多5亿人眼球变得更加短粗,他们看近处时成的像都会落在视网膜屏幕后端,离近的东西不得不拿远一点才能看清,这叫作远视。

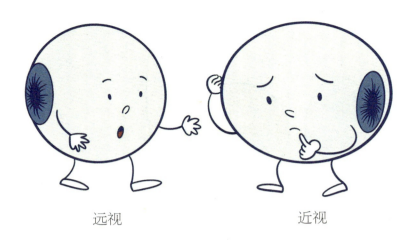

远视　　　　　　　　　　　近视

　　从这个角度看,近视本身倒没什么可怕的,解决起来也不难。既然晶状体调节不过来,那在外边安块凹透镜,帮晶状体调节就是了嘛！这块凹透镜就是近视眼镜,有了它,外部光线会发散一些,在人眼内的成像也会往前靠一些。眼科医生或者专业验光师会根据人眼的变形程度,来选择合适的凹透镜,这个过程就叫验光。

　　很多近视患者表示戴框架眼镜太累。后来有人用水凝胶做成凹透镜,贴着眼角膜放进去,这就是隐形眼镜。

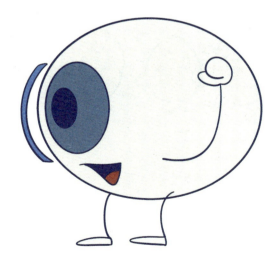

　　还有人嫌隐形眼镜要天天取出来太麻烦,后来又有人开发出新技术,通过激光削掉一层眼角膜,改变其形状,这样光路就变化了,这就是激光近视手术。

所以你看，单纯近视要矫正视力的话，确实有点麻烦，但并不是很难。但是如果你近视度数超过了600度，眼球变形太多，那就是另一个故事了。

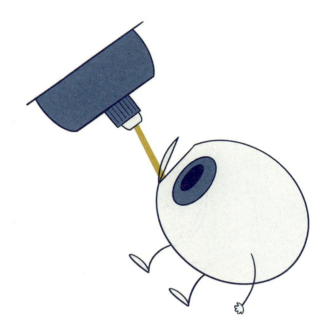

前边咱们说过，近视是由于眼球变形、眼轴变长导致的，一般大约每300度近视度数对应眼球变长1毫米。如果一个人近视达到600度，那他的眼轴可能变长2毫米；正常眼轴长度才24毫米左右，这一下就增加了大约1/12。需要注意的是，近视眼都会导致眼轴变形，但不是每个人的眼轴变化都会遵循每300度变长1毫米的规律。

如此严重的变形，对作为屏幕的视网膜、作为填充物的玻璃体、作为镜头的晶状体以及它们的附件都会产生影响。

屏幕问题：视网膜脱落

如果你手头有气球的话，现在就可以打开水龙头给它灌一肚子水。然后你抓住中间捏一捏，气球就会变得细长，两端的气球皮是不是变薄了？近视的眼球跟这个气球很像，后端的视网膜会被变长的眼轴拉伸，从而变得更薄、也更脆弱。

有的人高度近视，眼底脉络膜都被撑得毛细血管萎缩、大血管暴露，搁眼底镜那一看，呈现豹纹状，这叫豹纹眼底。

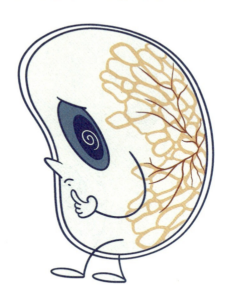

这么撑久了，视网膜这块屏幕上就可能出现裂孔，影响视力；一旦遇到强外力，甚至可能从眼球后壁上脱落下来，那人眼前就会出现大块黑影，脱落的地方就看不到了。各大医院的眼科门诊里，每年都会接诊不少视网膜脱落的病人，其中高度近视者占绝大部分。

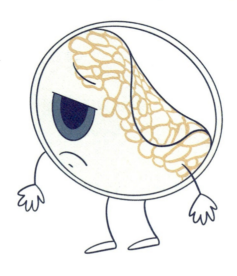

不过别害怕，视网膜脱落也不是治不了。医院里有一种仪器能

发射出激光,医生瞄准脱落或者裂孔的部位从瞳孔射进去,能像焊枪一样把这些部位给焊起来。

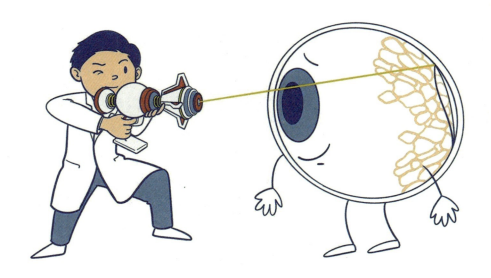

人体有自愈功能,无论哪些地方伤了,都会有大量细胞进行生长修复,从而形成疤痕。这种自愈能力在视网膜上可不是好事,脱落久了也会形成疤痕组织,那时候用激光也很难焊回去了!

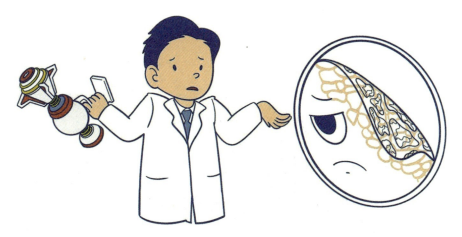

如果你近视600度以上,用力过猛、头部受到外力撞击后又感觉眼前有黑影晃动的话,请第一时间去眼科,千万别拖到视网膜自救形成疤痕组织,那时你眼前的黑影就永远在那了。

果冻问题：飞蚊症

请你先平视前方，然后快一些抬起头，望向天空。有没有感觉一些细细的、半透明的、小虫子一样的东西出现在你的视野里？大概就跟这张图中差不多，你转眼球，它们也跟着跑。

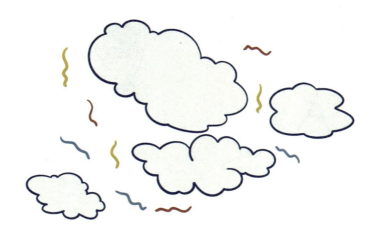

如果有，那就是飞蚊症的表现。别紧张，很多人都有这种症状，其中大部分人并不需要治疗。

高度近视就是飞蚊症的重要诱因。前边咱们把玻璃体比作无色透明的果冻，其中98%都是水、2%是蛋白质，其中又有胶原纤维、透明质酸等。高度近视导致眼球严重拉长，但成年人眼球内的玻璃体不会再增加，也会受到牵拉。

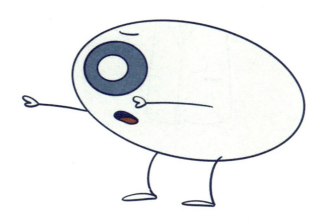

玻璃体被拉久了,结构就被破坏了,一些水从果冻里析出来,这一过程叫作玻璃体液化。析出来的水聚集在玻璃体后部晃啊晃,失去水分的胶原纤维缩成半透明的小线头在水里漂啊漂,就形成了你看到的那些"飞蚊"。

大部分人的飞蚊症确实不需要治疗,但它是个警告。因为玻璃体液化后,那些失去水分的胶原纤维等物质不是没有根地漂,而是像线头一样,一头继续粘连在眼球内,另一头在水里。这些漂来漂去的线绳会牵拉视网膜,有些高度近视的小伙伴抬头看天空,会觉得有闪光感,好像有持续不断的闪电一样,这往往就是视网膜受到牵拉的结果。时间久、程度重的话,这种牵拉就会导致视网膜脱落。

要避免这种极端情况出现,就得观察这些飞蚊。视网膜脱落时,往往会有出血现象,这些血丝渗进玻璃体会形成新的飞蚊,过几天吸收了,飞蚊就会减少。所以说,如果感觉视野内飞蚊突然增加的话,请尽快去眼科检查视网膜;如果飞蚊突然增加又突然减少的话,更要加快脚步马上去,因为这可能是视网膜脱落的强烈信号。

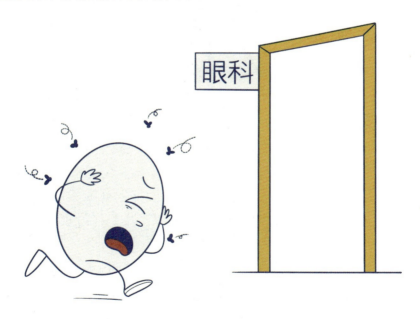

镜头:白内障&青光眼

晶状体有点类似水晶,主要由透明蛋白质组成。平时有几条韧带连接着,看远看近时大脑通过韧带调节晶状体形状,让人眼都能看清。

但随着人的年龄增加,这些蛋白质工作了几十年也累了,就开始一点一点地慢慢变性。有些人的晶状体变得越来越硬,失去调节能力,看近处就会看不清,这叫老花眼;还有些人的晶状体变得浑浊、不透明,看东西如同隔了一层白雾,这就是白内障。蛋白质工作几十年总会累的,所以可以说,只要人活得够久,白内障几乎一定会找上门来。

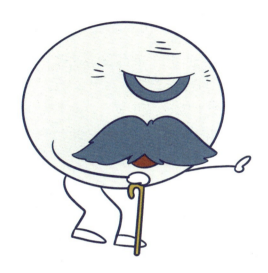

高度近视在很大程度上加速了这一进程。高度近视者的眼球被拉长,血管会受到挤压出现萎缩,眼内营养代谢也就受到阻碍。晶状体天天干活却得不到足够的营养、废物又排泄不出去,很容易就累得变性,晶状体这块镜头就会变花。据卫生部近视眼重点试验室的一份调查报告显示,39%左右的中年白内障是由高度近视引发的,把本来会在老年发生的白内障提前到了中年。

青光眼更甚。晶状体的代谢是通过一种叫房水的液体完成的,这种液体位于晶状体前方的囊内,时时刻刻有进有出,运来营养、带走废物。高度近视导致眼球严重变形,房水的出口有可能也跟着变形,导致排水变慢,但人体还在源源不断地产生房水,于是在囊内越积越多,导致整个眼球发胀。

眼睛底部的视神经很脆弱,在发胀的眼球挤压下,会慢慢枯萎甚至坏死。这就等于掐掉了视网膜这块屏幕的数据线,前边眼球再怎么努力地看东西,也没法将信号传给大脑中的视觉中枢。古代中医观察到高眼压导致的失明会让瞳孔变成青绿色,所以给这种疾病起名为"青光眼"。

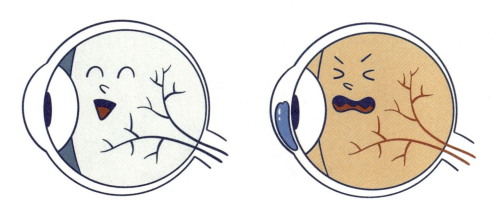

视神经这根数据线目前没法修复,所以青光眼只能控制,已经造成的损害谁也没法再逆转回来。而且与白内障不同,青光眼并不是人人会得,高度近视有可能让原本不会得青光眼的人得青光眼,冤枉极了。

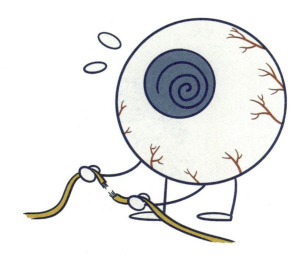

所以你看,高度近视带来的并发症极多,几乎整个眼球都会受其影响。所以在医学上把近视与高度近视分为两种疾病,采取完全不同的措施。具体到个人,如果你近视600度以下,那请注意用眼卫生,佩戴度数合适的眼镜防止加深;如果你近视超过600度,那要定期去医院检查,尽量防止出现并发症，保持眼睛健康。

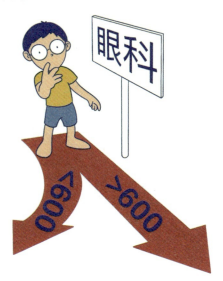

　　也别太担心，只要控制得当，高度近视者是完全可以避免最坏结局的。2016 年，医学期刊《国际眼科光学评论》记载了一位高度近视病例，近视度数高达 10800 度。法国与斯洛伐克的眼科专家们通力配合，才给他特制出一副能用的眼镜。2022 年 9 月，国内又有人爆料，一位 27 岁的年轻人近视高达 12000 度。他们生活有诸多不便，但并没有失明。

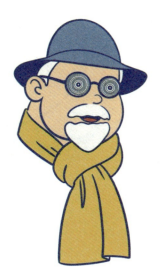

　　连他们都生活得好好的，你要相信自己，视力一定能保护好的！

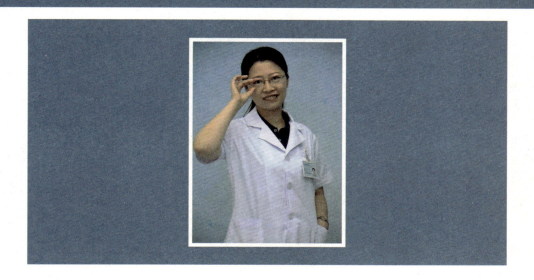

医学顾问

苑维,中日友好医院眼科副主任医师,医学博士。兼任中国中西医结合学会眼科专业委员会委员,中国中药协会眼保健专委会副秘书长等。

健康寄语

作为眼科医生,我经常收到来自朋友们的灵魂拷问:关灯躺着玩手机,究竟会不会诱发眼病? 有了飞蚊症,是不是一辈子都去不掉了? 近视眼激光手术能做吗? 风险高吗?

每次遇到这些问题,我都有点哭笑不得,因为这些问题并没有确定的答案。关灯躺着玩手机会不会出问题,那取决于环境和你自己的身体;飞蚊症很难消除掉,但也不排除有些人能自己吸收;至于近视眼手术的,我说风险可控,有些人就不依不饶补一句,那你怎么自己还戴着眼镜呢?

这些问题给我带来不少的困扰,但我依然很开心,因为这些问题出现得越频繁说明大家对眼部健康越重视。这份重视很有必要,毕竟高中近视率都达到80%了,如果将来社会上每5个人中有4个戴眼镜,那很多特殊岗位还怎么选人? 戴眼镜时间长了也很不舒服,我自己可是深有体会。

这本书是给青年人看的,但我审读内容之后,感觉青春期的少年完全看得懂。我也期待能有更多的中小学生也来读这本书,近视防治从娃娃抓起,眼部健康也从娃娃抓起,别等到成年了,眼睛结构定型了才想起来,那时已经有些晚了。

第 8 章

30岁的人，60岁的颈椎

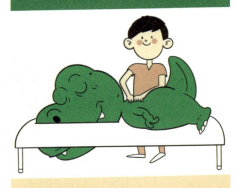

如果你见过小狗、小猪、小猫在水里扑腾的样子,你就会发现,这些动物几乎天生都会游泳。不用花钱去游泳馆更不用请私教,在水里昂个头就能游,其中狗还成了人学游泳的老师,是人类"狗刨"式泳姿的主要模仿对象。

但人就不行了。天生会游泳的人很少,都得去游泳池练练,得有人捏着胳膊和腿指导、纠正姿势,才能在水里不沉下去。

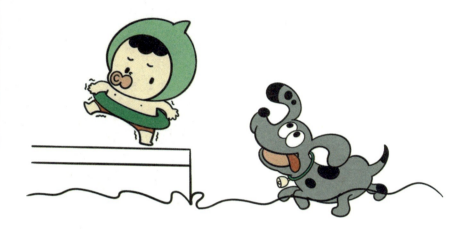

为什么呢? 秘密就藏在人类直立行走的独特技能里。大部分脊椎动物与人一样,鼻孔一般在身体正前方或者正前方偏上。四肢着地行走的动物,在水里姿势和在陆地上一样,鼻孔能轻松露出水面呼吸;人就不一样了,站立时,眼睛、鼻子朝前,可入水一趴下鼻孔的位置就切换到了最下边,需要用力抬头才能避免呛水,所以人只好先学习再游泳才能避免被淹死。

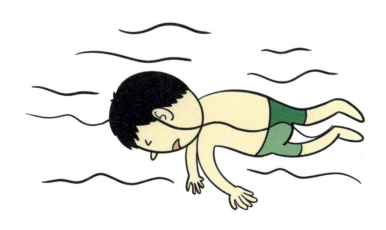

可以说，失去天生会游泳的能力是人类为直立行走付出的代价。这样的代价还有很多，其中最明显的一个莫过于颈椎受力过多了。

本来是房梁，却当立柱用

哺乳动物都是脊椎动物，有根脊柱支撑身体，其基本结构是一根神经穿过一块块中间有孔的硬骨头，骨头之间再由有一定弹性的椎间盘连接。如果把胸骨围成的胸腔比作一间房子，那么对四脚着地行走的动物来说，脊柱是平放着的，相当于房梁，受到拉伸的力比较多。

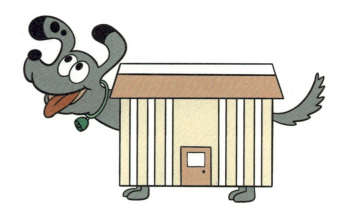

最早的脊椎动物是一种生活在 5.3 亿年前的鱼，其化石在今天的昆明市海口地区被发现并因此得名"海口鱼"。经过 5 亿多年的进化，动物的脊柱早已适应了房梁的功能，会有大量的肌肉承担这些拉力。吃羊蝎子的时候就看出来了，那一块块椎骨上都是瘦肉，火锅一煮可口怡人，咬起来特带劲儿，一般人吃个十块八块很轻松……

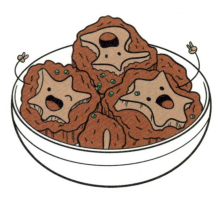

扯远了，接着看脊柱。大约在600万年前，一种叫"图根原人"的原始人开始学习直立行走，并在接下来200万年里逐渐完成了从四肢着地到直立行走的过渡。这一站起来等于彻底修改了房子的图纸，把原来承受拉力的房梁变成了一根承受压力的立柱，而且是唯一一根立柱，全身的重量都压在上边。

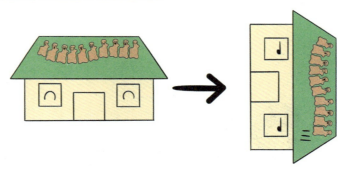

600万年对5.3亿年来说，不过是很小的一段，脊柱还没来得及进化到完全适应从横到竖的转变。本来设计为房梁的椎骨长期受到重压，自然会遇到点麻烦。

特别是脊柱中的颈椎那一段，长度只占整条脊柱的1/6不到，却要承担整个头颈部的运动任务。为支撑这些运动，颈椎占了脊柱26块骨头编制中的7块，灵活程度也最高。人类动嘴吃饭、扭脸看人、抬眼看天、低头敲字……所有这些动作，都需要颈椎动起来才能实现。颈椎一动，就会对椎间盘造成挤压，挤压久了颈椎间盘也就突出了。

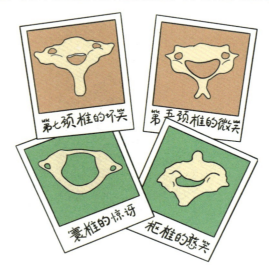

第七颈椎的怀笑　第五颈椎的微笑

寰椎的惊讶　枢椎的憨笑

而且颈椎的活动需要颈部肌肉收缩来提供力量。颈椎处肌肉收缩久了,椎间组织就会充血、水肿,也就发炎了。颈椎一发炎,人的日常动作就会受限,有人颈椎病发作时感觉脖子硬硬的,头都没法转,就是这个道理。

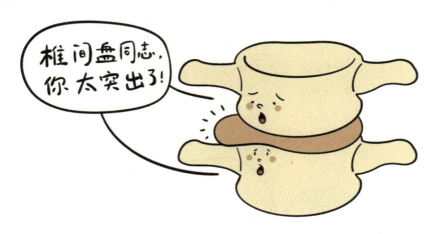

手机:颈椎杀手

如果说直立行走已经让颈椎度日艰难的话,那低头看手机无疑是让颈椎的境遇雪上加霜。低头时,颈椎就像一根杠杆,整个头部的重量都维系在上边,受力能比平时多出三四倍。从房梁变立柱已经让颈椎很累了,低头又让颈椎再额外承担房梁的职能,可真是为难它了。

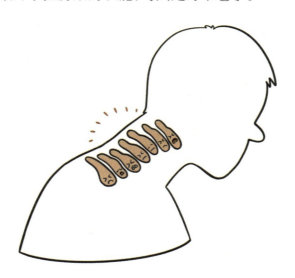

你左右转转头，同时伸手摸一下自己脖子两侧，会感觉到那里有两根竖条肌肉在动。那叫胸锁乳突肌，是控制颈部活动的重要肌肉，低头仰头转头都得靠它俩提供动力。手往后摸，再左右歪歪头，你还会摸到两根肌肉在动，那叫颈夹肌。颈夹肌左右两边各有一条，头往左边转动时左边那条使劲，往右边转动时右边那条使劲。

2019年，北京科技大学的研究人员找了20名健康受试者，给他们颈部连接上电机，通过电流测量肌肉疲劳程度。结果显示，低头20分钟后，胸锁乳突肌即进入最终疲劳状态，颈夹肌则出现了短暂疲劳；继续低头玩手机，75分钟左右，颈夹肌也出现了最终疲劳状态，这时胸锁乳突肌已经疲劳到极点。

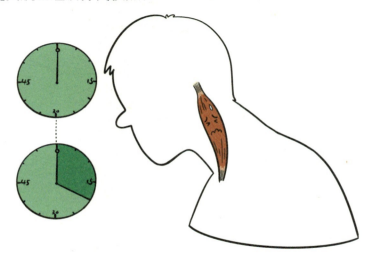

2016年，国内一项针对2000例颈椎病患者的调查显示，30岁以下患者的比例比30—50岁的患者高出22%。2019年的一项调查则显示，近20年来，劲椎病的高发年龄从55岁一路跌到39岁，低龄化趋势明显。总而言之，颈椎病年轻化趋势明显，已经盯上20多岁的年轻人。

从1996年到2016年，这20年里社会发生的最大变化，自然就是手机和电脑的普及。1996年还是"大哥大"和"掌中宝"的年代，一部上万元，没几个人能买得起、用得起；2016年已经是"4G"时代，国内当年就卖出去5亿多部手机。手机几乎成了很多人新的附属"器官"，"低头族"早就随处可见，颈椎病找上门来自然也不稀奇。

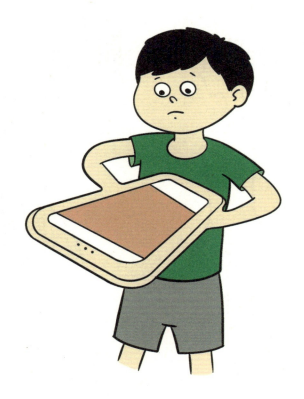

高跟鞋：帮凶

对于爱美的姑娘们，除了手机之外，还有两个独特的伤害颈椎的因素，第一个是高跟鞋。高跟鞋本是为让姑娘们显得更高、身姿更挺拔设计的，但穿上高跟鞋之后，女性相当于踮起脚站立、走动。以人的脚跟为顶点，则人的脚掌与身体正常呈90度角，高跟鞋把这个角拉大到100度、120度甚至145度，人整条脊柱的肌肉都会紧张发力才能维持这个夹角，颈椎也跑不了。穿高跟鞋时间久了，颈椎周围肌肉会疲劳，对颈椎的保护能力就会下降，颈椎也就加速退变了。

男同胞们没有穿过高跟鞋，不妨试试踮起脚尖，或者稍微折一下腰，让身体以臀部为起点呈15度角，保持这个姿势走一段看看。一般男同胞坚持10分钟就得冒汗，穿高跟鞋的女同胞可是得受这种折磨一整天。

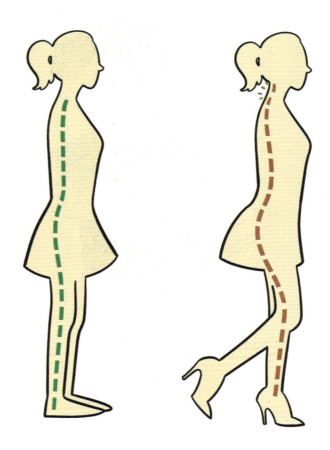

　　第二个因素或许让人想不到，那就是内衣过紧。有些女性为突出身体曲线，会穿比较紧的内衣，或者把肩带拉得紧紧的，殊不知这样等于给上肢肌肉戴上了紧箍咒，让其不得不克服更大的阻力才能完成正常运动。

　　内衣过紧还会阻碍颈肩部血液循环，导致颈椎部位的肌肉营养跟不上。一边要用更多劲，一边却不给吃饱，颈椎不出问题才怪。

颈椎病不只是颈椎的事

　　人的脊柱这根大梁里边可是有内容的。跟家里的墙内部走电线一样，脊柱里保护着脊髓，再从脊髓里向外发射出多条神经，是大脑向全身发号施令的重要信号网。

　　颈椎这一段又是重中之重。它位于脑部与全身相连的十字路口,是中枢神经和外周神经相连通的重要交通枢纽,也是向脑部供血的动脉必经之路。颈椎一旦出现问题,后果将不堪设想。

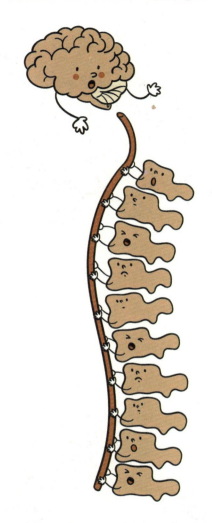

　　你伸手摸摸脖子的左右两边,能感受到脉搏的地方是颈动脉,这是心脏给大脑供血的必经之路。如果颈椎间盘突出,或者颈椎别的部件变形压迫到了颈动脉,就会导致大脑供血不足,这个人体总司令部的活动就会受到影响。

　　当颈动脉受到的压迫相对轻时,大脑缺血情况较轻,会先通过头疼、头晕等方式发出报警信号,提醒人注意。

　　当颈动脉受到中度压迫、缺血相对严重时,会影响视觉中枢,导致患者视力下降、看不清这个世界。有时运动神经也会一起受到压迫，出现手麻的症状。

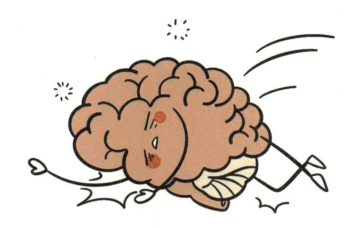

　　颈动脉长期受到压迫、缺血很严重时，就可能出现中风，人就得进抢救室了。万一抢救不过来，那就直接跟这个世界说拜拜；就算命大活下来，还有很大可能会出现半身不遂，下半生一日三餐都要靠别人喂。

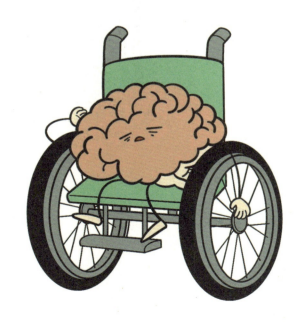

如果不想走到这一步，还是养成健康习惯、尽量避免得颈椎病的好。

好好游泳，返祖保护颈椎

大家得了颈椎病去看医生的话，医生除了开点药、安排点理疗之外，最常见的医嘱就是让多游泳。某种意义上，无论是蛙泳、仰泳还是狗刨，都是让人类跟动物学习，回到四肢着地的状态，并且借助水的浮力减压，最大程度减轻颈椎承受的压力。

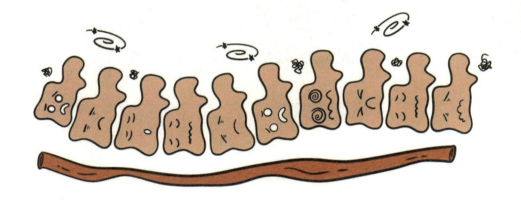

下次你在游泳池内畅游时，不妨闭上眼脑补一下，这汪蓝绿色的水就是时光隧道，带你穿越600万年，回到那个没有颈椎病的时代……

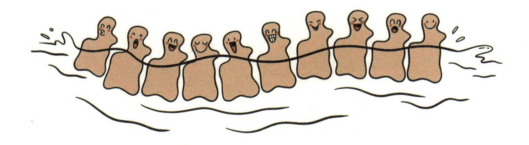

想多了。2015年，中、美、日等国古生物学者在研究两具1.9亿年前的恐龙化石时，发现其中一具化石中颈椎两块骨头长在一起，另一具尾椎两块骨头长在了一起，后来分析显示这是脊椎病变、增生的结果。

你看，1.9亿年前的恐龙也有得颈椎病的。颈椎毕竟是身体梁柱里最重要的那段，保养不好终究会坏，养成好的习惯、多多保护颈椎才是正确的做法。

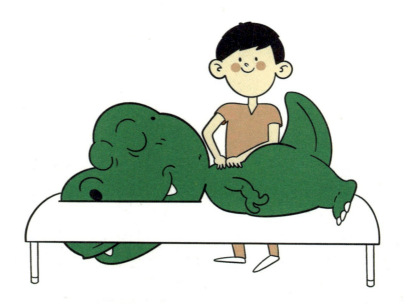

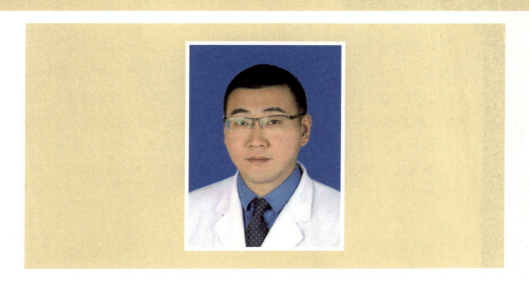

医学顾问

刘欣，广东省第二中医院骨伤一科主任医师、医学博士、硕士研究生导师，从事骨伤科临床、教学、科研工作十余年，曾获广东省医学杰出青年人才、广东省第三批名中医学术继承人等荣誉称号，现担任广东省第三批援疆医疗队专家组成员、广东省中西医结合学会骨科特色疗法专业委员会委员、广东省骨质疏松专业委员会委员、广东省康复医学会脊柱康复分会委员。

擅长中西医结合退行性骨关节疾病、骨质疏松相关疾病、四肢骨折、运动损伤疾病、颈椎病、腰腿痛相关疾病，尤其擅长手法治疗颈椎病、腰腿痛及关节炎等。

健康寄语

咱们形容一个人作用重要、对团队不可或缺，往往会说"顶梁柱"，这个词是自带图像的：一根柱子顶天立地，撑起一片天，那是何等的雄伟！伟大的背后都是苦难，这根柱子承担的责任重大，付出的努力也很大。

咱们的身体里就有这么一根柱子，也就是脊椎。如文中所说，这根柱子最早设计出来是房梁，是人类直立行走之后才扭转乾坤把它变成了柱子。有研究称1200万年前就有古猿直立行走了，这千万年时光里，脊椎就是这么任劳任怨地支撑着咱们的身体。

但过去这十年里,脊椎,特别是其颈椎部分,承担的压力有点大。低头族的迅速崛起又给颈椎增加了高难度动作,从原来的90度变成45度斜向空中,换谁谁也受不了啊!有的女同胞们还有"恨天高"的鞋跟、紧紧束缚的内衣带,长此以往,颈椎不出事才怪。希望大家看完本章科普后,少做低头族、多穿平跟鞋,让这根柱子也适当休息会。

毕竟这根柱子天天扛着咱们走来走去,咱们也要对它好一点。

第 9 章

别傻了，糖尿病可不是甜出来的！

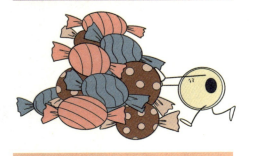

在杜甫的诗中，你知道写的最多的是什么吗？

不是山河凋敝的景象，也不是人民的疾苦，而是口渴。在"诗圣"笔下，曾有过"闭目逾十旬，大江不止渴"的豪饮，也有过"肺枯渴太甚，漂泊公孙城"的无奈。甚至有人统计过，杜甫传世的1400多首诗中，有百余处描写干渴，看来他在短暂的58岁人生中，时常受到口渴的困扰。

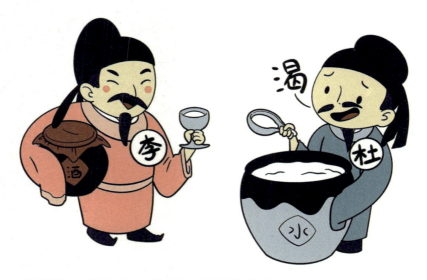

根据这一状况，今天的医生推断杜甫大概率患有糖尿病，古时又常将其称为"消渴症"，以病人大量饮水、大量排尿但依然口渴难耐而得名。不少历史名人都疑似有糖尿病，其中最早的当属汉朝才子司马相如，甚至这种疾病都被以他的字命名，叫"长卿病"，听起来竟有一丝文绉绉的感觉。

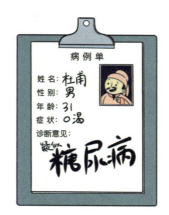

其他古代文明也有类似的记载。古希腊医生甚至形容病人像一根水管，一端不断吸水另一端不断排水，糖尿病的英文"diabetes"就是由"水管""虹吸管"转化而来，虹吸管在英文中就有排尿量过多之意。后来又有医生发现糖尿病人的尿液能吸引蚂蚁，有甜味，就在后边加了个"mellitus"，意为"甜蜜的"。所以糖尿病的英文直译就是"甜蜜的喝水病"。

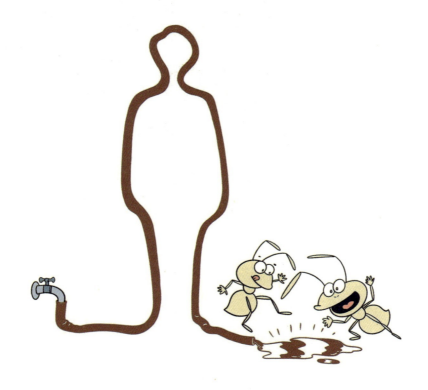

糖尿病今天被一些人拿来开玩笑，甚至一度成为刷小甜剧的标配。男女主角卿卿我我、大撒狗粮之时，弹幕里"甜出糖尿病"满天飞。殊不知，糖尿病第一不是甜出来的，第二是一种相当棘手的疾病。

糖尿病不是甜出来的

糖尿病的主要表现是血糖太高。当食物被我们吃下后，会在胃、肠、肝等器官的接力下被消化、分解成葡萄糖，再吸收到血液中游遍全身。这时我们的胰腺会释放出一种叫胰岛素的激素，帮忙把葡萄糖分子搬进全身细胞，细胞就靠燃烧这些葡萄糖获取能量、维持生命。

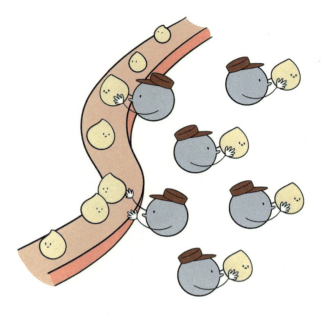

　　但有些人胰腺功能出现障碍，没法分泌足够的胰岛素，也就没有足够的搬运工搬运葡萄糖，这种叫1型糖尿病；还有些人细胞内对胰岛素产生了抵抗作用，不给这些搬运工开门，这种叫2型糖尿病。

　　无论哪种因素，都会导致糖分没法进入细胞。燃料运不进来，细胞就没柴可烧——没法产生足够的能量，所以糖尿病人经常缺少力气。细胞缺少能量，就会给大脑发出"饿"的信号，请大脑指挥继续吃东西，所以很容易口渴、饥饿。

　　大脑内心潜台词：好像吃饭了，又好像没吃……

　　糖尿病晚期的一个典型症状叫"三多一少"，大量饮食、大量排尿、体重下降，吃下去的营养却吸收不了，一上秤斤两在减少，就是这个道理。

　　所以说能吃不胖未必是好事，有可能真是天生丽质，也有可能是糖尿病……

　　也可以说，糖尿病并不全是吃甜食吃出来的，而是病人自身代谢障碍导致吃下去的糖分没法利用。当然，那不代表甜食可以随便吃，因为自身胰腺问题导致的1型糖尿病只占很少部分，大部分糖尿病例属于2型，是细胞对胰岛素产生了抵抗作用导致的。很多人体内多多少少都有这种抵抗因素潜伏，长期过量吃甜食就可能诱发抵抗因素表现出来,导致糖尿病发病。

这也是随着生活条件改善,糖尿病发病率增加的主要原因。本来有些人正常摄入糖分是不会得糖尿病的,但是摄入太多糖的话,致病因子就被诱发了。

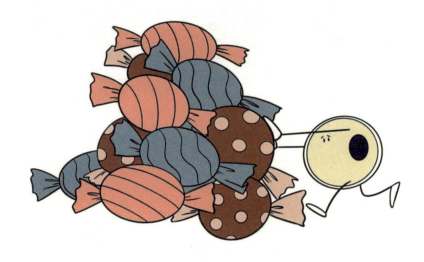

137种并发症

大量葡萄糖无法进入细胞,留在血液中,时间久了就要干点坏事。这些血糖会与细胞中的蛋白质结合并发生化学反应,最后生成一种叫"糖基化终末产物"的东西。这种反应有个别名,叫"美拉德反应"。你吃烧烤的时候,看着一串一串的肉肉在炭火上流油,是不是闻到一股香味?那些肉肉上发生的就是美拉德反应,飘在空气里的香味就是其产物。

四舍五入,高血糖约等于把烤肉的过程搬到人的血管里,伤害能不大吗?这些糖基化终末产物长期积累下来,会导致人体血管内皮细胞死亡,进而损坏整个血管的内皮结构。

血管遍布全身,高血糖也会危害全身。已知的糖尿病并发症高达137种,可以说是并发症最多的疾病之一。视网膜、肾小球、肢体末端、心脏等处是糖尿病并发症的重灾区。

视网膜结构精细、有丰富的毛细血管网提供营养物质。高血糖会导致这些毛细血管渗漏,血糊在视网膜上损害视力,严重时会导致失明。

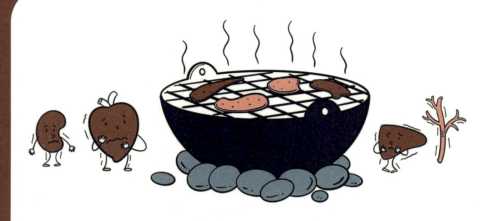

　　和视网膜一样，肾小球富含微血管，高血糖也会导致这些毛细血管渗漏，血液中的蛋白质漏到尿中形成蛋白尿，微血管随之硬化、坏死，久而久之大量肾小球硬化、坏死，发展成尿毒症。

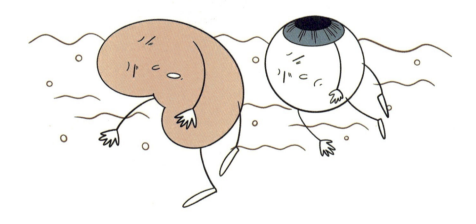

　　手和脚都位于肢体末端，供血不多，所以人受冷时会手脚冰凉。高血糖导致肢体血管受损，手脚本就不多的供血预算又被砍掉一些，只好坏死给你看。

　　最可怕的还是心脏并发症。在高血糖长期腐蚀下，心血管壁会有大量脂肪、胆固醇、钙盐等沉积成硬化斑块，导致血管进一步变窄。这里既有事关全身的大动脉，又有给心肌自身供血的冠状动脉，一旦堵了都可能导致小命不保。

　　所以内分泌科是医院里很复杂的一个科室。来这里就医的人中,有看世界一片模糊、几近失明的;有蛋白尿、水肿、尿毒症的;有手脚发黑、溃烂,差点被截肢的;还有因心脏问题被送到抢救室,与死神擦肩而过的。这些人兜兜转转,最后都从内分泌科转到其他科室就医,在老老实实控制血糖的同时,还要治疗其他病。

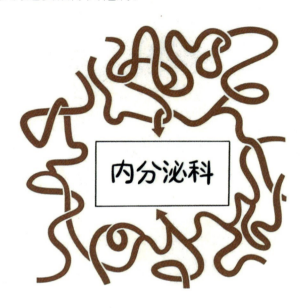

糖尿病曾是绝症,直到……

以人类目前的医学水平,糖尿病无法被根治,只能做到终身控制。这已经是好的了。古代医生能发现病人尿液变甜招蚂蚁,却无计可施,只能眼睁睁看着病人大量饮水、大量排尿,最终死于心血管病变;后来有医生发现病人要控制饮食,但控血糖效果因人而异。

直到1889年,德国医生切除了一只狗的胰腺,随后发现狗的尿液中的糖分显著增加,又经过多位医学专家接力才逐渐揭示出胰岛素的真面目。但这时医生依然没有找到治疗手段。美国著名糖尿病学家乔斯林甚至曾说,在1897年,被诊断为糖尿病的10岁男孩,生命平均只剩下1.3年。

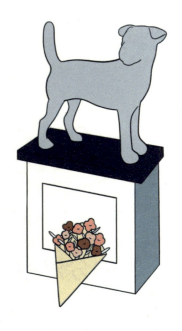

1921年，加拿大医生班廷和助手贝斯特开始进行胰岛素提取、纯化研究，在导师麦克劳德的指导下，首次从动物胰腺中提取出胰岛素。次年，他们迎来一位罹患糖尿病的14岁男孩，男孩进入诊室时已经脸色苍白、腹部鼓胀，全身散发出烂苹果味，这是糖尿病人重症酮中毒的表现，可以说他已经生命垂危。在注射胰岛素后，这名男孩好转了许多并又生存了13年。从此糖尿病不再是绝症，人们终于能跟这种疾病和平共处了。

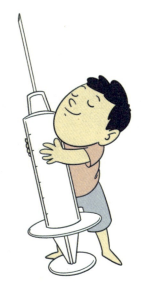

这是100年前发生的故事。1923年,班廷和麦克劳德荣获诺贝尔生理学或医学奖,这100年里他们最早提纯的胰岛素拯救了数代糖尿病人的生命,可以说是功德无量。经过多少代的改进,目前的胰岛素药物已经很先进了,能让糖尿病患者的预期寿命与其他人一样,也能控制住血糖、防止并发症发生。

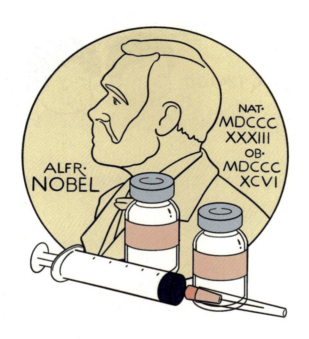

但那绝不代表着得了糖尿病跟没事人一样。糖尿病患者需要生活高度自律,定期监测血糖,吃饭前估算好食物含糖量,甚至定个准点吃饭,才有望按捺住不安分的血糖曲线。更痛苦的是,不少糖尿病人需要终身在肚皮上注射胰岛素,有人甚至需要三餐前各来一针、睡前再来一针,这样下来一年就是1460针,10年就是14600针,50年就是73000针。虽然现在有注射笔,比注射器要易操作、痛苦小,但那毕竟是注射,还是会疼的。有些患者长期注射,肚皮上甚至起了硬块。

所以,还是希望大家理解这份无奈,保持身体健康。为了降低糖尿病发病率,医疗系统也是操碎了心,在体检项目里设置了很多指标来观察。一般来说,常见的有以下几种:

空腹血糖好理解,就是你饿着肚子时血液中含糖量;餐后血糖也好理解,就是你刚吃饱饭后血液中含糖量;随机血糖更好理解,就是随便挑个点看你血液中含糖量。

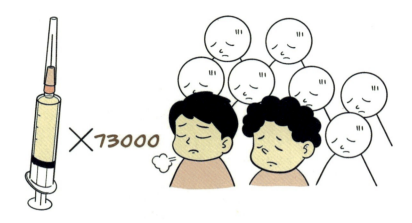

这三个指标比较直观,但人的血糖都是有波动的,所以一般要多测几次才能确定。

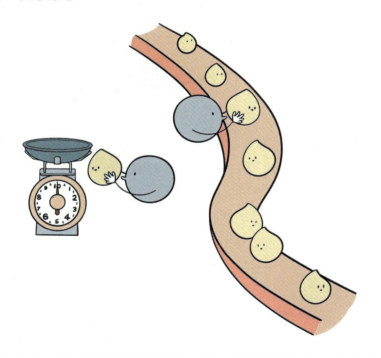

糖化血红蛋白不是很好理解。其实葡萄糖破坏蛋白质的美拉德反应时时刻刻都在发生,正常人血糖不高,每天大概破坏1%,身体再

生成差不多数量的红细胞替补上。糖尿病患者血糖高，破坏速度太快，身体生成红细胞的量赶不上破坏量。这一指标反映人体深层次的秘密，也被称作辨别糖尿病的"金指标"。

　　无论是金指标还是银指标，都不希望你中招。不想让糖尿病找上门来，就得少喝饮料，少喝奶茶，少吃高糖、高热量食物，多运动，别为了那点口腹之欲，让自己的身体付出代价！

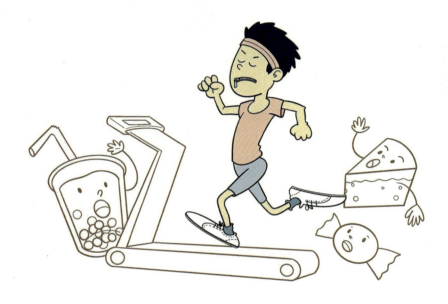

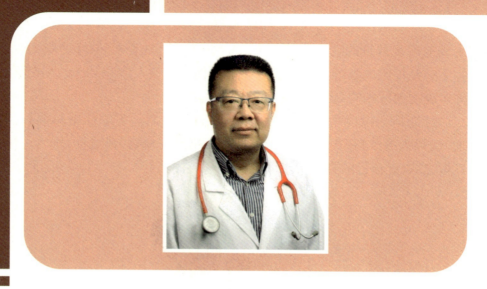

医学顾问

　　李青，天津大学泰达医院肾内科主任、高血压门诊主任、主任医师，医学博士，教授。天津市医学会肾内科专业委员会委员，天津市医师协会高血压专业委员会常委，天津市医疗健康学会心肾交互性疾病专业委员会主委，中国医师协会高血压专业委员会老年高血压学组委员，中华医学会行为医学分会行为干预治疗学组委员，荣获"天津市人民满意的好医生"称号。

健康寄语

　　糖尿病这个名称，多少有点欺骗性，老让人以为只是尿液有点甜、不是啥大事；还因为这个病被称为"富贵病"，很多人老觉得是矫情。其实有点了解的人都知道，尿液发甜只是最方便测量的外在表现，"富贵病"也只是一个方面，糖尿病其实是全身疾病，血液中糖分高，血液流到哪这些糖分就祸害到哪。

　　所以得了这种甜蜜病的人，生活一点都不甜蜜，因为并发症太多了！手脚溃烂、视力下降、心脏功能受损……接诊的病人越多，我们医生就越难过，有时候看着病人的状况自己却无能为力，那种挫败感就像一块阴影，盘旋在人的心里久久不能消散。

　　难过归难过，疾病还是要治疗的。糖尿病属于需要终身控制的疾病，一旦得了就没法根治，所以防治重点在防，有这种体质、面临糖尿病高风险的人们一定要注意，多运动、注重饮食健康、多监测指标，尽量不要化"危"为"险"。糖尿病不是小事，大家一定要上点心，别等得了再后悔。

第10章

发际线退无可退，不能再退

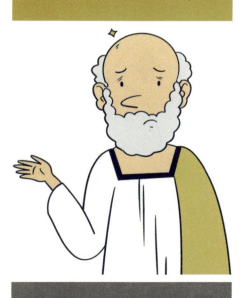

在2500年前的古希腊，有位传奇剧作家叫埃斯库罗斯，他又被称作"悲剧之父"，盗火者普罗米修斯的故事就是他最早写成剧本并流传至今的。但让人们记住埃斯库罗斯的，除了他的作品，还有一个流传甚广的段子：

有位占卜师警告埃斯库罗斯，说他会被砸死在自己的房子里。古希腊人大多信鬼神，埃斯库罗斯就把床搬到旷野，在那里吃饭睡觉。没成想一只鹰叼着乌龟从天上飞过，把他闪闪发光的秃头当成了一块大石头，就把乌龟投下去想砸开龟壳吃肉。

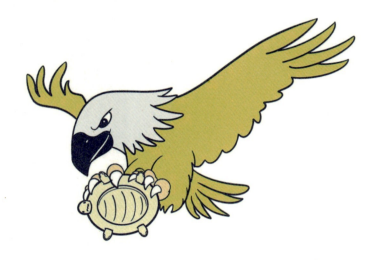

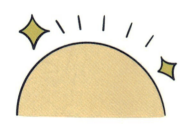

人脑壳的硬度哪能跟龟壳比，一代剧作家埃斯库罗斯就这样命归黄泉。

这个段子最早见于公元1世纪，那时埃斯库罗斯已离世500年之久，应当是杜撰成分居多。但这个段子能流传将近2000年，说明脱发始终是人类面临的烦恼之一，脱发的同学们也没少被人开玩笑。

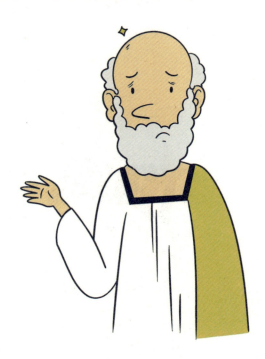

那么问题来了，有没有防脱发秘籍呢？要回答这个问题，请你先对自己狠一点，从自己脑袋上拔下一根头发来，然后近距离观察这根头发：是不是像麦子和水稻一样，有一个细长细长的躯干和一个小小的、膨胀的根？

人体的头发、腋毛、汗毛结构大同小异，露在外边让咱们看到的地方叫毛干，藏在皮肤里面看不到的那一部分叫作毛根，毛根末端膨起来的地方叫毛球，毛球藏在皮肤的毛囊里。如同植物一样，毛囊处的毛乳头细胞会不断分裂导致毛发生长。人脑袋上大概有8万—10万根头发，构成了茂密的"森林"。

毛囊旁边一般还有个小小的腺体叫皮脂腺，不断对着毛根分泌油性物质。随着毛发生长，这些油性物质也被带出来，导致头发上老是油油的。咱们觉得油油的有碍观瞻需要洗掉，其实人家本意是润滑、保护头发。

植物有生长、枯萎与死亡，毛发也有自己的生命周期。一根头发每天差不多生长0.3毫米，生长个四五年，发根就会老化、枯萎，从毛囊里掉出来，头发也就自然脱落了。但头发这棵树没了，毛囊这个坑还在，又会不断分化出新的毛根、长出新的毛干。

成年人每天都会脱落50—100根头发，也会有差不多量的头发新生出来,维持头发的总量大致不变。你每天洗澡时,总能在地漏处清出一堆头发,那是这些离去的头发与你进行最后的告别。

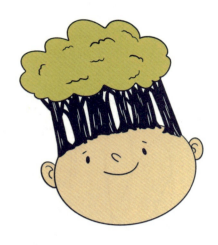

大部分人的头发来来走走,总体发量繁荣依旧;有些人的头发离去得太快,新生力量来不及填补进来,头发就日渐稀疏、逐渐沙漠化,脱发也就发生了。导致脱发的原因有很多,因此脱发的种类也比较多,最常见的就是雄激素性脱发。

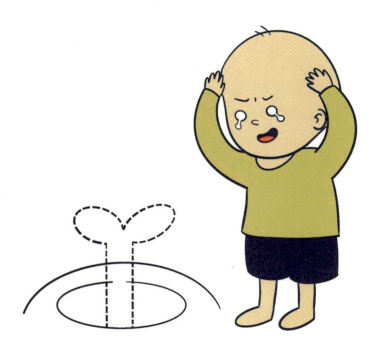

雄激素性脱发：变秃了，却没有变强

男性到了青春期，体内的雄性激素会加速分泌，刺激性成熟以及第二性征出现。雄性激素有好几种，其中占最大份额的叫睾酮，由雄性睾丸分泌而来。随着男性逐渐性发育、性成熟，睾酮会随着血液循环走遍全身，毛发处也不例外。

睾酮到达发根处后，会和这里细胞中的5α-还原酶发生化学反应，被还原成双氢睾酮，对细胞的代谢系统产生作用，导致毛囊缩小，毛发生长期缩短，提前离开人间。有些人发根处的毛球细胞对雄激素相对敏感，脱发就这样产生了。

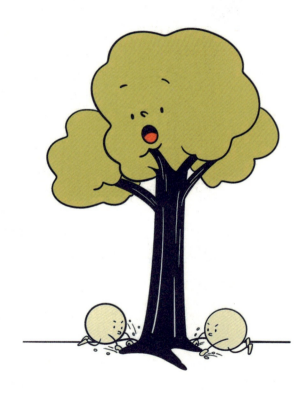

值得注意的是，雄激素性脱发的绝大多数患者，雄激素水平是正常的，脱发是因为对雄激素更敏感，和遗传基因有关。所以"变秃了也变强了"并没有太多依据。

人脑袋上各处细胞对雄激素的敏感性不同，额头两边、头顶等部位受其影响更大,脱发效果也更明显。所以相当一部分雄激素性脱发会导致头发呈现M型,还有一部分会导致"地中海"型谢顶,甚至有一部分会两个一起来,雪上加霜。

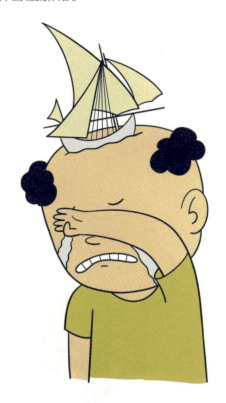

雄激素性脱发的魔咒,女性也逃脱不了

雄激素性脱发常见于男性,所以也被称作"男性脱发"。其实在医学上,这种脱发的标准称谓叫"雄激素性脱发",而且也绝不是男性的专利。不分男女,大家体内都是既含有雄激素、又含有雌激素的,男女的差别主要是哪种激素起主导作用。

不过女性比男性还是有优势的。女性体内雄激素含量比男性低很多,而且雌激素含量高,会对冲雄激素的作用,这让女性比男性更不容易受到雄激素性脱发的影响。

此外男性体内雄激素主要为睾酮,由睾丸分泌,能直接转化为双氢睾酮;女性体内的雄激素主要是雄烯二酮,由肾上腺皮质合成,需要转化为睾酮再变成双氢睾酮,这多一个步骤也缓冲了雄激素性脱发对女性的影响。这两项因素加起来,导致女性受雄激素性脱发的困扰要少于男性。

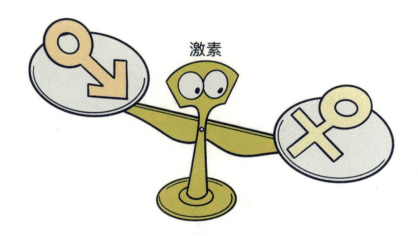

　　2014年《中国雄激素性秃发诊疗指南》显示,男性雄激素性脱发发生率约为23.1%,女性则为6%左右,确实少了一大截。

　　但放在中国14亿人口这个基数下,绝对数量可不小。2014年一项统计说明,当年中国受脱发困扰的人群超过了1.6亿,其中男性1.4亿,女性2000万,这对爱美的女同胞来说可不是什么好消息。好在女性前额对雄激素不算太敏感,雄激素性脱发的通常表现是头顶部毛发日渐稀疏,少部分出现弥漫性头发变稀疏,一般不会出现发际线后移。

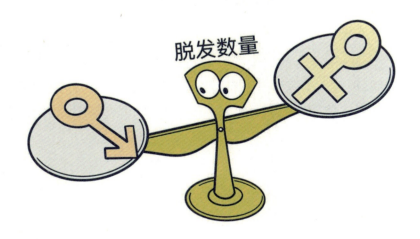

斑秃：捉不到鬼的"鬼剃头"

无论男女，雄激素性脱发都是脱发第一因素，所以"地中海"型、M型也是最常见的脱发类型。

还有一种常见的脱发类型是在头发里出现一个或者几个小坑，坑外森林茂密、坑内寸草不生。

如果试着拔坑边缘那些硕果仅存的头发，会发现它们比正常头发松许多，不用费劲就拔下来了。再把这些拔下来的头发放到放大镜下仔细观察，会发现下端接近毛囊的部分萎缩严重，上粗下细，再加上最底下带个球形毛囊，看起来像个叹号。

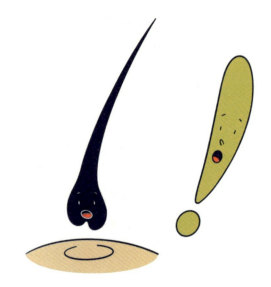

这就是传说中的斑秃，俗称"鬼剃头"。其原因也像"鬼"一样不可捉摸，现在人类医学还没有明确斑秃的发病机制，只倾向于认为这是一种自体免疫性疾病，是由于免疫系统误把毛囊识别成敌人、进行攻击而引起的。

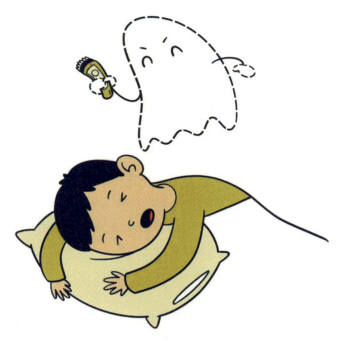

　　人体免疫状态受精神因素影响较大,所以不少斑秃患者是在沉重的精神压力下发病的。发病后,有些患者对斑秃不满,这又进一步加重其精神压力、导致脱发进一步严重,形成了恶性循环。电视剧里的女主角遇到压力,早晨梳妆时梳子上沾满脱落的毛发,不是没有道理。

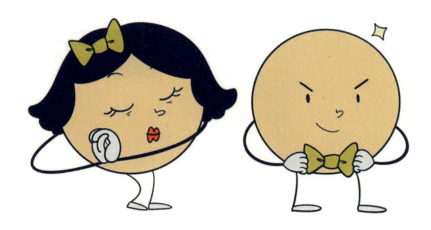

　　雄激素性脱发与斑秃占了脱发的绝大部分病例。其余的还有休止期脱发、拔毛癖、生长期脱发等非瘢痕性脱发,也有因为红斑狼疮、毛囊炎、外

伤等引起的瘢痕性脱发等，但相对少见一些。所以，治疗脱发，先要明确是哪种类型，再科学治疗。

吃药还是植发？

很多小伙伴因为脱发去医院，医生查明原因会对症治疗。

对男性雄激素性脱发，一种常见的药物叫非那雄胺，这种口服的小药片能抑制 5α-还原酶，从而阻止睾酮变成双氢睾酮；对女性雄激素性脱发，医生常开螺内酯，能抑制女性肾上腺皮质产生雄性激素。

雄激素是人体正常的激素，药物不能、也不可能让人完全不分泌。这两种药都有不错的效果，但考虑到药物的副作用，雄激素性脱发的患者否需要口服，以及如何口服，口服多长时间，都必须在专业皮肤科医生的指导下使用。

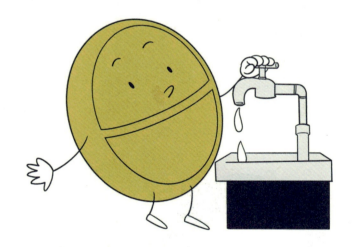

植过树的同学们应当还记得过程，挖个坑刨点土、把小树苗放进去、把土填回去，然后浇水，最后完成。植发的过程大同小异，先用机器在脱发那块头皮上钻点洞，再把带毛囊的头发植进去，再做点表面封装工作，最后完成。通常一次有植几千根的，也有植上万根的，主要取决于脱发程度以及患者的预算，毕竟一般都是按毛囊个数收钱。

羊毛出在羊身上，用来植的头发也是从脱发患者自身头皮上取的。一般医生会在后脑勺到颈部那块画个圈，通过特殊的方法把头发连同毛囊连根"拔起"，再通过机器移植到脱发的区域上。

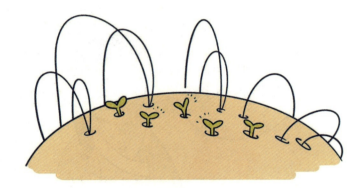

移植的头发依然保持原来的特性，种植成活后能做到不再脱落。但对M型雄激素性脱发的同学而言，即使通过植发把M型填满了，如果后续不采取治疗措施，自己头顶原装的头发受到遗传和雄激素的作用依然会脱落，到时候可能出现只剩额角有头发的尴尬，看起来有点像小龙人。

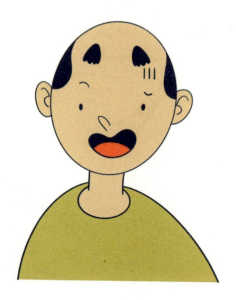

面对脱发，也有人选择坦然面对。其实脱发并不算什么大问题，把自己气质培养好的话，脱发对颜值那点损伤甚至可以忽略不计。古往今来，多少伟人名人都饱受脱发困扰，我国宋代诗人陆游就有"脱发纷满梳"的诗句传世，这一点也没耽误人家取得大成绩。

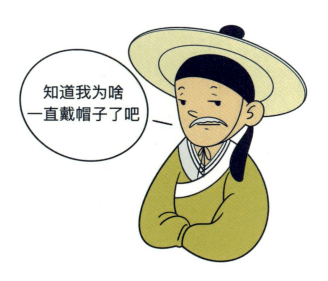

知道我为啥
一直戴帽子了吧

脱发的名人中最有特点的一位还是古希腊人，是西方"医学之父"希波克拉底。医学生入学要学习并宣誓"希波克拉底誓言"，那就是以他命名的。希波克拉底饱受"地中海"型脱发困扰，在脑袋上涂了鸽子屎都不管用，后来地中海那疙瘩甚至管地中海型脱发叫"希波克拉底的花环"。

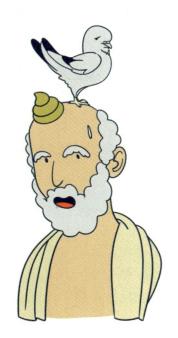

想想他，脱发又有啥可怕的？

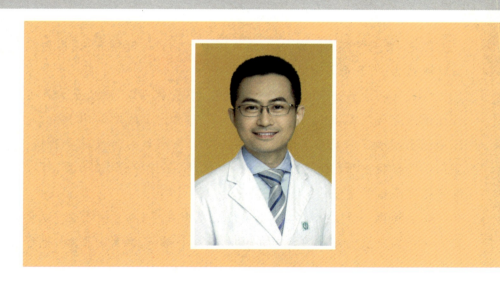

医学顾问

徐宏俊，首都医科大学附属北京友谊医院皮肤科主治医生，医学博士。参与策划科普图书《脱发怎么办？皮肤科医生教你防秃战脱》《皮肤科医生的护肤课》《从头到脚皮肤好》等。目前担任中国康复医学会皮肤病康复专业委员会毛发学组委员。

健康寄语

还记得我高三时因为心情压抑，和同学两个人去理发店剃了光头，似乎向外界表明自己的态度。然而，却被校领导抓了个典型，进行了一番批评教育，以致多年以后再也没有理过光头。

事实上，我即将步入不惑之年，但我的头发发量发质都非常不错，也不曾脱发，不受家族雄激素性脱发的影响，大概率是基因发生了突变的结果，否则应该像我父亲那一辈和我这一辈兄弟们一样出现雄激素性脱发。

而当年和我一起剃光头的同学，在20岁出头的时候就出现脱发，发际线上移、头发整体后退。10多年过去了，他没有采取任何治疗措施，顺其自然的结果就是他现在真的是快秃头了。有一次他看到我的头发，不无羡慕。我开玩笑对他说，当年你花钱剃光头，现在你不用花钱剃光头啦，你看省了不少钱呢。

光头好不好呢？可能有的人喜欢光头吧，不用理发，不用费劲洗头发……但是，更多的年轻人真的不愿意在年纪轻轻的时候秃头，因为秃头有碍颜值，而且会显老，影响社交和交友……

秃头可以治吗？现代医学告诉我们，秃头是可以治的，至少是可以延缓几年秃头的。但不是说已经出现明显秃头的时候才干预，此时可能已经晚了。你应当在刚刚发现有秃头迹象的时候就要看病，去正规医院找皮肤科医生进行诊疗，早发现，早治疗，科学干预，可以维持相当不错的发量，延缓秃头的发生。

最后提醒一下大家，如果你现在已经秃头了，要注意防晒，以免秃头的头顶皮肤过早出现衰老的迹象。戴个帽子，既可以防晒，也可以遮盖，何乐而不为呢？

参 考 文 献

学位论文

[1]　冯旭征.生物钟基因 *DEC2* 调控睡眠的分子机制的研究[D].武汉:华中科技大学,2019.

[2]　焦雅丽.全麻对睡眠剥夺后大鼠脑脊液中神经递质及 Aβ、Tau 蛋白的影响[D].呼和浩特:内蒙古医科大学,2022.

[3]　刘凯歌.IT 行业技术型空巢青年抑郁情绪个案工作介入研究[D].重庆:西南大学,2021.

[4]　杨雪红.睡眠剥夺的自主神经模式分析[D].重庆:西南大学,2022.

[5]　龙彤.脑波音乐对大学生情绪状态的影响研究[D].成都:电子科技大学,2018.

[6]　何芳.寒冷刺激对血脂及动脉粥样硬化影响的临床观察及基础研究[D].北京:北京中医药大学,2020.

[7]　夏芳晨.城市公共资源运营机制研究[D].大连:东北财经大学,2012.

[8]　闵亚兰.单纯高度近视和病理性近视眼底形态学研究[D].南昌:南昌大学,2022.

[9]　刘维锋.高度近视眼底形态学改变相关因素分析[D].南昌:南昌大学,2018.

[10]　孙小潭.杜甫的以"病"入诗[D].济南:山东大学,2019.

[11]　魏亚楠."相如消渴"母题研究[D].淮北:淮北师范大学,2018.

[12]　孙小潭.唐代涉病诗研究[D].郑州:郑州大学,2019.

[13]　房秀丽.营养教育对某医院 200 例糖尿病患者饮食知识、态度和行为影响效果分析[D].长春:吉林大学,2022.

[14]　梅自颖.寄宿与初中生心理健康的相关性研究:基于陕西省农村的调查数据分析[D].西安:陕西师范大学,2018.

[15]　胡威朋.青年合租公寓私密性设计研究[D].长沙:中南林业科技大学,2021.

[16]　张瑛.男性脱发症病变毛囊与正常毛囊的差异性研究[D].上海:中国人民解放军海军军医大学,2017.

中文期刊

[17]　刘璇,张轩,薛蓉.睡眠障碍对躯体疾病影响的研究进展[J].中国临床医生杂志,2021,49(6):652-654.

[18]　徐畅,王丹丹,张占军,等.β淀粉样蛋白引起认知障碍的脑神经机制[J].阿尔茨海默病及相关病杂志,2022,5(1):78-84.

[19]　马隽,刘丽萍,李雷,等.味觉嗜好学习、睡眠剥夺对老龄大鼠脑脊液氨基酸及代谢产

物的影响[J].中国老年学杂志,2010,30(17):2443-2446.

[20] 张琦,胡志安.基因决定睡眠时间？[J].国际神经病学神经外科学杂志,
      2011,38(4):372-374.

[21] 王涵,秦盛,李庆林,等.邢台市男性煤炭工人睡眠与肾功能异常的关系[J].
      中华疾病控制杂志,2021,25(9):1067-1072.

[22] 艾磊,罗维,鹿琦,等.不同体型成年人在平躺、久坐、睡眠和运动状态下代
      谢当量与能耗的比较研究[J].成都体育学院学报,2021,47(2):106-112.

[23] 陈洁瑜,杨乐斌,蒋平平,等.广东人群亚健康状态与健康促进生活方式的
      相关性[J].南方医科大学学报,2016,36(4):538-543.

[24] 彭迎春,莫海娟,赖银娟,等.基于随机森林分析广西地区20～39岁青年人
      超重及肥胖的影响因素[J].中华疾病控制杂志,2021,25(6):734-738.

[25] 汪君民,龚腾云.小学生体力活动久坐行为与超重肥胖风险关系[J].中国疾
      病卫生,2021,42(11):1683-1687.

[26] 朱展业,常李静.运动对肥胖青少年的影响综述[J].运动精品,2021,40(8):
      48-50.

[27] 肖扬,苗丝雨,高璐璐,等.住房条件对于外来人口的心理健康影响机制研
      究:以上海南翔镇为例[J].城市建筑,2018(2):6-11.

[28] 姚秋涵,杜妍冬.住房负担、住房产权对心理健康的影响[J].城市学刊,2020,
      41(5):51-57.

[29] 严小龙.私密性在人居设计中的应用[J].广东建材,2010(4):147-149.

[30] 徐妃.浅析私密性在居住空间设计中的应用[J].工业设计,2019(10):87-88.

[31] 李洋,魏峰,马松影.办公空间室内设计中的心理环境因素研究[J].陕西科
      技大学学报,2009,27(1):177-180.

[32] 隗菱,卢奕,竺向佳.高度近视并发性白内障相关机制研究进展[J].中国眼
      耳鼻喉科杂志,2020,20(2):124-127.

[33] 魏航,袁梦克,畅立斌.超声乳化联合人工晶体植入术治疗高度近视白内障
      的屈光状态分析[J].中国药物与临床,2021,21(18):3151-3152.

[34] 苗苗.古生物学者发现恐龙也得颈椎病[J].科学大观园,2015(19):28.

[35] 徐明伟,金龙哲,于露,等.长时间颈部前屈对颈部肌肉疲劳的影响[J].工程
      科学学报,2019,41(11):1493-1500.

[36] 杨莹莹,刁波,刘跃平,等.毛囊及相关干细胞在雄激素性脱发中的作用研
      究[J].华南国防医学杂志,2022,36(5):407-410.

[37] 中华医学会整形外科学分会女性雄激素性脱发诊断与治疗专家共识编写
      组,中国女医师协会整形美容专业委员会.女性雄激素性脱发诊断与治疗中

国专家共识(2022版)[J].中华整形外科杂志,2022,38(5):481-492.

[38] 吴巍,张颖,张美,等.雄激素性脱发的药物研究进展[J].中国美容整形外科杂志,2022,33(5):308-311.

[39] 颜景,王瑞川,孙一峰,等.雄激素性脱发治疗的研究进展[J].中国医疗美容,2022,12(4):61-65.

[40] 张力元,谢渭芬,曾欣.斯特鲁普测试在精神疾病和肝性脑病领域的临床应用[J].上海医学,2018,41(12):764-768.

[41] 王腾,朱伊静,赵守松.斯特鲁普测试对轻微性肝性脑病的诊断价值[J].临床肝胆病杂志,2022,38(4):828-831.

[42] 赵青松,李欢,徐鹏,等.骨关节炎(OA)的发病机制研究现状[J].生物骨科材料与临床研究,2022,19(3):77-80,85.

[43] 秦冰,常淑莹,刘芳翡,等.miR-155/SOCS1/NF-κB通路在快速眼动睡眠剥夺大鼠免疫失衡中的作用机制[J].中国免疫学杂志,2020,36(23):2837-2841,2845.

[44] 吕鹏飞,赵章武,杜娟.果蝇衰老与昼夜节律和睡眠相关的研究进展[J].应用昆虫学报,2021,58(6):1234-1244.

[45] 中国科学院自动化研究所.研究揭示人类海马体精细亚区处理工作记忆的神经动力学机制[J].高科技与产业化,2021,27(12):69.

[46] 陈星宇,刘向前,高立敏,等.酒精性肾损害的研究进展[J].中国组织化学与细胞化学杂志,2020,29(5):470-477.

[47] 张历涵,付平.酒精性肾损伤的发病机制[J].肾脏病与透析肾移植杂志,2020,29(4):358-362.

[48] 张洪军.泡药酒最好按"方"来[J].江苏卫生保健,2019,5:33.

[49] 孙喜荣,秦宇,张文娟.自酿葡萄酒安全性分析[J].陕西农业科学,2015,61(4):79-81.

[50] 朱厚伟,史曙生,郑哲.我国青少年视力状况的时空演变特征分析[J].浙江师范大学学报(自然科学版),2022,45(3):352-360.

[51] 郑宇阳,来坚.初中生近视问题审视与干预策略[J].中国卫生工程学,2022,21(3):403-404,407.

[52] 江治云.大学生健康行为与胃病肠道病的关系[J].中国校医,2003(5):476-477.

[53] 杜帆,苑群,陈旭,等.探讨早餐低血糖指数膳食干预及对2型糖尿病患者的治疗[J].饮食科学,2019(12):99-100.

[54] 佚名.中学生低血糖症频发[J].高中生,2009(10):68.

[55] 王晶,宫瑜,张茜,等.中青年健康饮食行为与胆结石患病风险的相关性[J].护理学杂志,2022,37(10):6-10.

[56] 纪昌兰."戒奢从简":宋代饮食风气与节俭观念的提倡[J].月读,2021(2):51-55.

[57] 刘志超,钱周旸,王英男,等.程序性坏死在骨关节炎病理机制和治疗中的作用[J].浙江大学学报(医学版),2022,51(2):261-265.

[58] 于婷婷,程翅,喻田.尿酸肠道代谢的研究现状[J].中国临床药理学杂志,2021,37(21):2978-2980,2984.

[59] 徐天睿,陈峰嵘,陈小林,等.强直性脊柱炎合并髋关节受累的相关因素研究[J].中国骨与关节损伤杂志,2021,36(11):1185-1187.

[60] 张恺琦.城市群租房治理中的困境与出路[J].行政科学论坛,2019(10):46-49.

[61] 姚秋涵,杜妍冬.住房负担、住房产权对心理健康的影响:基于流动人口与户籍人口的比较[J].城市学刊,2020,41(5):51-57.

[62] 赵劭娟,严新凤,于传宁,等.2018年深圳市成人肥胖和向心性肥胖现状及影响因素[J].中华疾病控制杂志,2022,26(3):347-350,361.

[63] 田甜,周健.饮酒与口腔癌发生相关的可能机制研究进展[J].口腔颌面外科杂志,2013,23(5):398-400.

[64] 云无心.红酒抗癌?又是一篇营销式的"科普文"![J].现代食品,2016(19):110-111.

[65] 林铁柱,杨岚婷,李彤彤,等."飞蚊症"的Nd:YAG激光消融治疗[J].中国激光医学杂志,2021,30(1):45.

[66] 张高波,崔亭松,郑贵倩,等.DNA甲基化调控年龄相关性白内障的研究进展[J].牡丹江医学院学报,2022,43(3):148-151.

[67] 陈旭,申颖.高度近视与原发性开角型青光眼的相关机制研究[J].内蒙古医科大学学报,2021,43(5):553-555,560.

[68] 蒋戈利,刘媛媛,武虎.颈椎病变和缺血性脑血管病相关学说的创立与实践[J].解放军医药杂志,2016,28(2):5-8.

[69] 孙彦林,吴世贞.治疗颈椎病预防脑中风[J].河北师范大学学报,1995(4):117-118.

[70] 李乃适,李梅,张茜,等.内分泌学百年回眸与未来[J].中国科学:生命科学,2021,51(8):912-919.

[71] 郑少雄,陈雨,朱铁虹,等.胰岛素发现100周年:致敬胰岛素发现艰难历程中前仆后继的拓荒者(二)[J].国际内分泌代谢杂志,2021,41(4):277-285.

[72] 侯文丽.行为干预对提高老年2型糖尿病患者自我饮食管理水平的效果评价[J].医学食疗与健康,2022,20(12):8-10,24.

[73] 刘欢.糖尿病患者心血管疾病发病机制的研究进展[J].心血管病防治知识(学术版),2017(12):139-140.

[74] 高昕媛,徐倩,匡洪宇.《糖尿病相关眼病防治多学科中国专家共识》(2021年版)解读[J].临床内科杂志,2022,39(5):306-309.

[75] 杨生.胰岛素成功上市90周年回顾:暨纪念班廷获得诺贝尔生理学奖90周年[J].海峡药学,2013,25(12):219-221.

[76] 雷程灏,尹倩,朱叶.糖化血红蛋白变异指数与2型糖尿病肾病的相关性研究[J].临床内科杂志,2022,39(6):396-399.

[77] 张建中.中国雄激素性秃发诊疗指南[J].临床皮肤科杂志,2014,43(3):182-186.

[78] 闫昕,叶艳婷.II型免疫反应在斑秃中的研究进展[J/OL].中国皮肤性病学杂志,2022-5-30.https://kns.cnki.net/kcms/detail/61.1197.R.20220530.1017.003.html.

[79] 郑源泉,柯欢,聂樱丽,等.儿童脱发疾病1133例临床分析[J].中国皮肤性病学杂志,2022,36(4):422-427.

[80] 黄林蒙.陆游疾病诗论析[J].安庆师范学院学报(社会科学版),2015,34(1):118-123.

[81] 蔡璐.直立行走或比想象的更早[J].科学世界,2019(12):6.

[82] 贾楠,李鹏飞,沈亚欣,等.侧弯动物模型的脊柱韧带结构及研究进展[J].实验动物科学,2017,34(6):65-69,74.

行业研究报告

[83] 上海艾瑞市场咨询有限公司.2019年中国熬夜晚睡年轻人白皮书[R].2019-02.

[84] 上海艾瑞市场咨询有限公司.中国儿童青少年视觉健康白皮书[R].2022-06.

[85] 中国人民大学社会与人口学院课题组."二元"社会的"一元"幸福:中国家庭幸福发展二期研究报告[R].2014-05-15.

[86] 饿了么口碑.2019年中国互联网餐饮外卖市场年度报告[R].2019-03-28.

[87] 极光大数据.2018年Q2网红奶茶店人群研究报告[R].2018-09-19.

报纸

[88] 陈奇雄.1只虎一餐要吃10斤肉!算一算,5只虎一年要吃多少钱的肉? [N].长江日报,2019-07-11.

[89] 周易.超六成受访者直言身边不少人"过劳肥"[N].中国青年报,2013-01-22(07).

[90] 汪万里.胆结石直径10厘米重300克,手术医生看到都惊呆了! [N/OL].广州日报,2016-7-10.https://www.gzdaily.cn/amucsite/web/index.html#/detail/1610268.

[91] 董超.喝酒伤脑,无论多少[N].保健时报,2021-11-04(01).

[92] 杨六香."全国爱肝日"关注酒精性肝病[N].中国医药报,2017-03-16(04).

[93] 李娜.警惕酒精性肝病[N].吉林日报,2006-04-05(08).

[94] 齐志明.切莫轻信近视治疗产品[N].人民日报,2022-06-08(19).

[95] 陈茵,杜倩,李洁,等.手术摘镜就能一劳永逸吗[N].光明日报,2021-08-15(06).

[96] 黄辛.2021年中国儿童青少年近视防控趋势报告发布[N].中国科学报,2021-06-25(03).

[97] 卢素仙.专家指出:不吃早餐更易肥胖[N].科技日报,2009-04-23.

[98] 辛雨.少喝酒也致癌[N].中国科学报,2021-07-19(02).

[99] 严珊珊.颈椎病盯上年轻人 30岁以下颈椎病患者占比高[N].晶报,2019-08-20(A10).

[100] 陈晶.从直立行走到弯腰驼背的困惑:谈谈强直性脊柱炎[N].人民政协报,2017-09-06(6).

网络资料

[101] 郑宝煜.不足100平方米出租屋隔成7间?"黑中介"瞄准两类人群[EB/OL].(2019-11-11).https://content-static.cctvnews.cctv.com/snow-book/video.html?toc_style_id=video_default&share_to=copy_url&item_id=16587464860349743926&track_id=ED489934-76B4-4001-A9A2-626F38F3137B_680399963610.

[102] 中央经济工作会议.房住不炒,因城施策促进房地产业良性循环[EB/OL].(2021-12-11).https://mp.weixin.qq.com/s/X0kR5IP4K5gtS3dE1Fgc1Q.

[103] 胖被正式列入"工伤",越努力的人越容易发胖![EB/OL].(2018-09-15).https://mp.weixin.qq.com/s/KMYIR7RJImcbXCjl4vBFnQ.

[104] 罗攀.《职场精英压力状况调查报告》发布,七成人坦言压力太大[EB/OL].(2017-08-25).https://www.chinanews.com.cn/business/2017/08-25/8313653.shtml.

[105] 廖钰娴.为泡"毒蛇酒"补身,男子被蛇咬险丧命[EB/OL].(2018-05-14).http://static.nfapp.southcn.com/content/201805/14/c1171399.html.

[106] 胡浩,刘硕.教育部:中小学生近视率半年增加11.7%[EB/OL].(2020-08-27).http://www.moe.gov.cn/fbh/live/2020/52320/mtbd/202008/t20200828_481719.html.

[107] 张尼.中国近视患者人数达6亿!你的视力达标吗?[EB/OL].(2021-06-06).http://www.xinhuanet.com/politics/2021-06/06/c_1127534280.htm.

[108] 35%的人做不到天天吃早餐,这不单是少一顿饭的事![EB/OL].(2018-09-09).https://m.gmw.cn/2018-09/09/content_31072112.htm.

[109] 独家揭秘!修复现场化石"开口说话":原来恐龙也会得"颈椎病"![EB/OL].(2021-10-03).http://m.news.cctv.com/2021/10/02/ARTI6Fhmz3nXtB9bEPNt9IIM211002.shtml.

会议论文

[110] 易乾东.近视真相与近视防控:可持续呵护好我们的眼睛,拥有持续光明[C]//第二十届中国科学家论坛线上会议,北京,2022.

[111] 陈洁瑜,李斐,吴升伟,等.广东人群健康状态与健康促进生活方式的相关性研究:基于24159例大样本多中心的横断面调查[C]//治未病及亚健康防治论坛暨中华中医药学会亚健康分会年会,深圳,2015.

[112] 丁建华,李苏平,曹海霞,等.饮酒及酒精代谢酶基因多态与食道癌易感性[C]//中国第九届全国食管癌学术会议论文集,成都,2009.

[113] 舒德干.海口鱼和海口虫的再研究:初论脊椎动物的实证起源[C]//中国古生物学会第22届学术年会论文摘要集,成都,2003.

[114] 邱恒峰,民福利,傅思媚,等.基于多导睡眠脑电图的快速眼动睡眠行为障碍合并症分析[C]//中国睡眠研究会第十二届全国学术年会论文汇编,广州,2020.

[115] 夏兰,刘帅,陈贵海,等.慢性失眠患者血清肿瘤坏死因子及其受体水平改变[C]//中国睡眠研究会第十届全国学术年会汇编,2018.

外文资料

[116] George A, Figueredo V M.Alcoholic cardiomyopathy: A review[J]. Journal of Cardiac Failure, 2011,17(10):844-849.

[117] Faust L, Feldman K, Mattingly S M, et al.Deviations from normal bedtimes are associated with short-term increases in resting heart rate[J]. npj Digital Medicine, 2020, 3(1):39.

[118] Alexander Stian.You will eat more than 7,000 animals in your lifetime - that's a lot of steak[J/OL].The Mirror, 2015-03-08.https://www.mirror.co.uk/news/weird-news/you-eat-more-7000-animals-5295321.

[119] Chrien S, Massee A, Pereira L, et al. Record-high myopia solved by an alliance of experts: -108.00 D, [J]International Review of Ophthalmic Optics, 2016.

[120] Huffington A.The Sleep Revolution: Transforming Your Life, One Night at a Time [M].Bourbon, Indiana: Harmony Press, 2017.

[121] Long H, Zeng X, Liu Q, et al.Burden of osteoarthritis in China, 1990-2017: findings from the Global Burden of Disease Study 2017[J].The Lancet Rheumatology, 2020, 2(3): 127-128.

[122] Irwin Altman.The environment and social behavior: Privacy, personal space, territory [M]. California:Brooks/Cole Publishing Company, 1975.

[123] Irwin Altman.Privacy: A Conceptual Analysis[J]. Environment and Behavior, 1976,

8(1):7-29.

[124] Atalay K, Edwards R, Liu B Y J. Effects of house prices on health: New evidence from Australia[J/OL].Social Science & Medicine, 2017, 192(C) https://www.ncbi.nlm.nih.gov/pmc/articles/PMC8793009/pdf/fpubh-09-816372.pdf.

[125] Careau V, Halsey L G, Pontzer H, et al.Energy compensation and adiposity in humans[J].Current Biology, 2021, 31(20):1-8.

[126] Degenhardt L, Charlson F, Ferrari A, et al.The global burden of disease attributable to alcohol and drug use in 195 countries and territories, 1990-2016: a systematic analysis for the Global Burden of Disease Study 2016[J]. Lancet Psychiatry, 2018, 5(12)987-1012.

[127] Blanchard S. Disturbing scans reveal brain damage from alcohol lasts up to SIX WEEKS-Daily Mail[N/OL]. Flair News, 2019-04-04.https://flairnews.com/brain-damage-caused-by-alcohol-lasts-up-to-six-weeks/.

[128] Meister H P. Das Münchner Bierherz (The "Munich Beer Heart")[J]. Beiträge zur Pathologie, 1976, 157(1):1-13.

[129] International Diabetes Federation.IDF Diabetes Atlas: 9th edition[M], 2019.

[130] Maisch B, Kardiomyopathie A. Eine Folge der Dosis und der individuellen Prädisposition (Alcoholic cardiomyopathy: The result of dosage and individual predisposition)[J]. Herz, 2016(41):484-493.

[131] Agartz I, Momenan R, Rawlings R R, et al.Hippocampal volume in patients with alcohol dependence[J].Arch General Psychiatry, 1999, 56(4): 356-363.

[132] GBD 2019 Blindness and Vision Impairment Collaborators, Vision Loss Expert Group of the Global Burden of Disease Study.Trends in prevalence of blindness and distance and near vision impairment over 30 years: an analysis for the Global Burden of Disease Study[J]. Lancet Glob Health, 2021, 9(2): e130-e143.